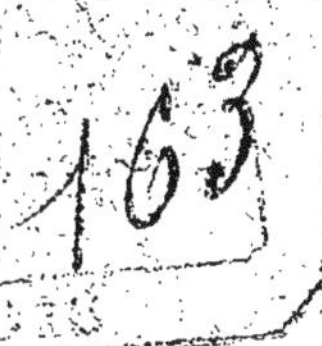

Dr SIGAUD

Une Page de Biologie humaine

LE BLESSÉ DE GUERRE

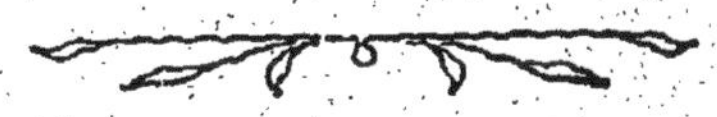

A. MALOINE, ÉDITEUR, PARIS
25, rue de l'Ecole-de-Médecine, 25

1916

Une Page
de
Biologie humaine.

OUVRAGES DU Dr SIGAUD

TRAITÉ DES TROUBLES FONCTIONNELS MÉCANIQUES DE L'APPAREIL DIGESTIF. O Doin, édit., Paris, 1894.

TRAITÉ CLINIQUE DE LA DIGESTION. 2 vol. O. Doin, édit., Paris.

Tome I, 1900.
Tome II, 1908.

LES ORIGINES DE LA MALADIE (en collaboration avec Léon Vincent), 2e édition, 1912. — A. Maloine, éditeur, Paris.

LA FORME HUMAINE. A. Maloine, édit., Paris, 1914.

Dr SIGAUD

Une Page de Biologie humaine

LE BLESSÉ DE GUERRE

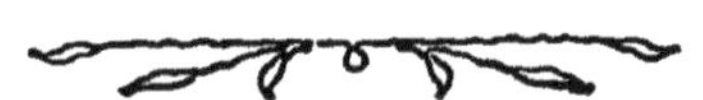

A. MALOINE, ÉDITEUR, PARIS
25, rue de l'Ecole-de-Médecine, 25

1916

AVANT-PROPOS

La guerre.

La vie est le mouvement qui rapproche et éloigne alternativement les êtres et les choses.

Vivre, c'est prendre contact avec les objets de nature diverse qui constituent l'ambiance cosmique.

En dernière analyse, des *contacts* qui se succèdent et se diversifient à l'infini entre les êtres et les choses, tels sont les phénomènes essentiels en lesquels se résolvent tous les actes de la vie.

Ces contacts sont régis par une loi, la loi de réceptivité des organismes vivants : tout organisme vivant est doué d'une qualité physiologique spéciale, l'*Excitabilité*, qui attire ou repousse le contact des éléments ambiants.

Tant que l'excitabilité et le contact sont à l'unisson, la vie de l'organisme est équilibrée, son énergie augmente, son développement se poursuit : *le contact est vivifiant.*

Dès que l'excitabilité et le contact sont discordants, la vie de l'organisme se trouve déséquilibrée, son énergie diminue, son développement rétrocède : *le contact est destructeur.*

Voici un Gourmet qui depuis sa première enfance applique au choix de ses aliments toutes ses facultés de discernement. Vers quarante ans, il offre tous les attributs du parfait équilibre physiologique : il y a équation entre le contact alimentaire et l'excitabilité digestive.

Mais, peu à peu, notre Gourmet se laisse glisser sur la pente des « plaisirs de la table » ; il engraisse ; il prend du ventre. Son penchant grandissant, les excès se multiplient ; et la mort survient au soir d'un festin.

Contact alimentaire *vivifiant* jusqu'à la quarantième année, contact alimentaire *destructeur* à partir de la quarantième année, telle est la formule qui synthétise la vie de notre Gourmet.

C'est un Intellectuel qui, depuis ses jeunes années, garde et entretient au fond de lui-même un foyer d'idéal, vers lequel convergent peu à peu toutes les forces de son économie. Il féconde son ambiance ; celle-ci décuple son énergie : il y a équation entre l'excitabilité cérébrale et le contact intellectuel.

L'âge arrive ; l'idée devient tyrannique : les jours ne lui suffisent plus, elle en vient à absorber les nuits. Les stigmates du déclin, la maigreur notamment, font leur apparition. Enfin, un matin, après la plus délicieuse des veilles, notre Intellectuel s'endort pour toujours.

A cette vie, comme à celle du Gourmet, s'applique la formule synthétique : contact intellectuel vivifiant d'abord, contact intellectuel destructeur ensuite.

Voyez tous ces enfants qui accourent prendre leurs ébats dans un jardin public. Ils sont tout à la joie de se réunir. Bien vite les groupes se forment ; les parties s'organisent, l'animation croît et se généralise ; toutes les figures reflètent une vie intense et belle ; et les jeux se déroulent dans un ordre parfait : il y a équation entre l'excitabilité neuro-musculaire et le contact social.

Les heures s'écoulent. Peu à peu le bruit augmente ; des cris se font entendre ; les faces se congestionnent et des disputes surgissent ; c'est le désordre, puis c'est la bataille et il n'est pas rare de relever des blessés.

Ce petit groupe social évoque dans l'esprit de l'observateur une idée synthétique en tout semblable à celle que nous avons formulée à propos de nos individualités, le Gourmet et l'Intellectuel : contacts sociaux d'abord vivifiants, finalement destructeurs.

L'excitabilité de nos éléments cellulaires est et reste rarement *réglée* pendant toute une vie individuelle, c'est-à-dire apte à mesurer la dose de contacts ambiants qui lui convient, à accepter les contacts vivifiants et à rejeter les contacts destructeurs.

De plus, il est une catégorie d'organismes, les organismes *massifs*, qui sont particulièrement impropres à percevoir nettement les excitations de l'ambiance, à en discerner la qualité et la quantité. Ce sont ces organismes qui, de bonne heure, appellent pour ainsi dire les contacts destructeurs.

Dans le même ordre d'idées, les groupes sociaux massifs, denses, constituent des organismes d'excitabilité obtuse, incapables de distinguer les nuances des contacts ambiants et par conséquent prédisposés à subir prématurément les contacts destructeurs. La densité de la population apparaît ainsi comme une condition génératrice fondamentale des contacts nationaux destructeurs, autrement dit de la guerre entre nations.

Le temps de guerre.

En temps de paix, la vie individuelle et la vie nationale évoluent suivant des directions déterminées qui ne se modifient que très lentement avec le temps et avec les transformations progressives de l'ambiance cosmique.

En temps de guerre, tout change : l'évolution régulière est suspendue ; les directions se modifient du jour au lendemain pour s'enchevêtrer ou se contrecarrer. Les contacts sociaux sont désordonnés, se multiplient dans le temps et dans l'espace, deviennent prépondérants au point que la nation tend à absorber l'individu et à en annihiler la spontanéité.

Un grand courant finit par se dégager englobant deux classes d'individus : ceux que l'état de guerre a laissés indifférents et qui gardent leur attitude habituelle malgré les cahots de la route ; ceux que l'état de guerre a bouleversés et qui cherchent à se ressaisir dans une agitation fiévreuse et vaine. Et toute cette foule remplit de ses remous arythmiques les « grands chemins » du temps de paix.

De la masse se détachent quelques individus, c'est le petit nombre, qui ont pris une conscience immédiate du désordre social engendré par l'état de guerre et ont mis d'emblée leur réceptivité à l'affût de l'accidentel. Pour ceux-là l'état de guerre est d'une fécondité sans pareille.

L'allure rapide, accélérée est la caractéristique du mouvement social en temps de guerre. Un fait est à peine entrevu qu'un second fait d'ordre différent le remplace dans le champ de notre vision. C'est un travail d'*émiettement* qui se poursuit sans arrêt, menaçant de ne laisser intacte aucune parcelle de la société d'avant-guerre.

L'esprit, capable de suivre ce mouvement dans toutes ses irrégularités évolutives, saisit les faits prédominants, néglige les faits accessoires, évite de s'attarder aux détails et aux minuties de l'analyse, prend constamment des « sentiers raccourcis » pour atteindre au jour et à l'heure ces stades qu'on appelle des synthèses, où se déclenche l'action décisive.

Ce sont ces personnalités à l'esprit souple, au coup d'œil sûr, à l'action prompte que l'état de guerre tire souvent de l'obscurité et met aux premiers rangs de la nation.

Ce petit livre.

Mis du jour au lendemain au contact d'un milieu de blessés de guerre, nous nous sommes efforcé d'oublier toutes nos pratiques du temps de paix, ne voulant qu'un seul guide, le *fait actuel*, observé et suivi avec toute l'attention et toute la patience dont nous sommes capable.

Après dix-sept mois de travail ininterrompu, les circonstances nous ont permis de nous recueillir. A ce moment, nous nous sommes rendu compte des richesses que nous avions amassées et nous avons senti, en même temps, l'obligation d'en restituer une partie à notre pays sous la forme d'un tableau où se trouvent coordonnés quelques-uns des faits retenus par notre expérience de médecin d'ambulance.

C'est là une œuvre vécue du temps de guerre, menu fragment, d'écriture rapide, de conception synthétique. Notre unique souci est de collaborer à la Défense nationale.

Lyon, le 1er novembre 1916.

CHAPITRE PREMIER

Le Corps humain.

L'homme emprunte et restitue aux milieux dans lesquels il vit.

Un double mouvement de circulus moléculaire, de dehors en dedans et de dedans en dehors, parcourt nos divers appareils à tous les moments de la vie : nos poumons empruntent à l'atmosphère extérieure son oxygène et lui restituent l'acide carbonique qui résulte de nos combustions ; notre tube digestif emprunte à la terre ses produits végétaux et animaux et lui restitue les résidus de notre élaboration fonctionnelle ; notre système musculaire emprunte au monde physique les formes de sa cinétique, qu'il transforme en sensations internes, et les restitue en mouvements particuliers qui modifient cette cinétique ; notre cerveau enfin emprunte au milieu social des images auditives et visuelles qu'il transforme en idées et les restitue en directions imprimées à toute la variété des éléments qui composent ce milieu social.

Ce circulus moléculaire affecte des formes qui varient avec chaque individu, avec l'âge de l'individu notamment, en même temps qu'avec la composition du milieu auquel emprunte l'individu.

Pour l'estimation d'un organisme humain, deux forces sont donc à envisager : la force intérieure, proprement humaine ou *force individuelle* et la force extérieure, proprement de milieu ou *force cosmique.*

Oublier un de ces deux éléments, c'est prendre de l'organisme une vue incomplète, c'est s'exposer à un jugement erroné ; la rigueur scientifique exige la juxtaposition de ces deux termes, force intérieure et force extérieure, dans tout problème biologique visant l'organisme humain.

Notre but n'est point d'analyser ici toutes les formes du circulus moléculaire en rapport avec les variétés de nos deux forces, mais seulement de préciser, d'une part, ce qu'il faut entendre par individu bien portant, tel le blessé avant sa blessure, d'autre part, ce qu'il faut entendre par individu brutalement traumatisé, tel le blessé de guerre.

Le circulus moléculaire varie, avons-nous dit, suivant les individus et suivant l'âge des individus.

Pendant une première partie de la vie, l'organisme *se constitue :* les éléments anatomiques se multiplient, se diversifient et se densifient. Cette phase terminée, l'organisme *décline :* les éléments anatomiques se déforment et se raréfient. Telles sont deux phases qui correspondent à deux formes du circulus moléculaire : d'une intensité croissante dans la première phase, il subit un ralentissement progressif dans la seconde phase.

Accélération et ralentissement, ce sont là deux processus naturels, c'est-à-dire compatibles avec l'équilibre de toutes les fonctions, autrement dit deux variétés de mouvements qui expriment l'état dit de santé normale.

Mais cet état de santé normale revêt quelques aspects qu'il est nécessaire de connaître et de savoir différencier.

L'observateur doit considérer chacun des éléments anatomiques qui entrent dans la constitution de notre organisme et connaître approximativement la nature du circulus moléculaire qui lui est propre. La cellule respiratoire, la cellule digestive, la cellule musculaire, la cellule nerveuse constituent les réalités biologiques fondamentales auxquelles il faut ramener chaque organisme en observation. Dans chaque cellule se passe le double mouvement dont nous parlions plus haut, mouvement d'emprunt et mouvement de restitution ; dans chaque cellule une double voie rappelant, pourrions-nous dire, les voies qui accèdent au front et qui servent à la fois au ravitaillement des combattants et à l'évacuation des blessés.

Pendant la phase de formation, nos cellules s'*adaptent* peu à peu à leurs milieux respectifs ; pendant la phase de déclin, elles restent *adaptées* jusqu'à la fin de leur évolution. Ce qui revient à dire que chez l'individu bien portant, le circulus moléculaire reste *libre*, qu'il soit accéléré ou ralenti.

Mais cette liberté n'exclut pas la *variété*. Le circulus moléculaire de nos cellules adaptées reflète les milieux auxquels ces cellules empruntent et restituent : languissant avec un milieu pauvre, le circulus s'anime avec un milieu riche ; parallèlement nos cellules se rétractent ou s'hypertrophient pour s'harmoniser avec leur ambiance.

Un organisme, même le mieux équilibré, apparaît nécessairement comme une mosaïque de pièces très diverses, les unes de forme misérable, les autres de forme exubérante. En d'autres termes, l'adaptation répond essentiellement à des directions évolutives *individuelles*.

Tel individu, formé dans les travaux des champs et précoces et pénibles, acquiert un développement musculaire prédominant ; la cellule musculaire est le siège d'un circulus moléculaire qui l'emporte nettement sur celui des autres cellules et il n'est pas rare que la cellule nerveuse soit en quelque sorte déshéritée et présente une forme seulement ébauchée répondant à un circulus de très faible intensité. Voyez ce campagnard aux masses musculaires imposantes, doué d'une force extraordinaire ; il tombe en pâmoison à la vue d'un filet de sang ou pleure comme un enfant au moindre choc moral.

Tel autre individu, formé dans l'émulation et les

soucis, acquiert un développement cérébral prépondérant ; la cellule nerveuse est le siège d'un circulus moléculaire plus actif que celui de toutes les autres cellules et c'est la cellule musculaire qui apparaît comme déshéritée au double point de vue de la forme et de la fonction. Regardez cet adolescent aux membres grêles, aux formes plates, sans force musculaire : il tient tête à tous les orages, entraîne ses camarades sur le front et fait placidement des prodiges d'énergie morale.

Il ressort de ces quelques faits que l'organisme humain, à mesure qu'il *se forme*, acquiert certaines qualités prédominantes qui orientent sa direction évolutive dans une voie déterminée, en correspondance avec certains éléments de l'ambiance où il est plongé. L'homme, en un mot, se constitue et doit se constituer suivant le milieu où il vit, et c'est à cette condition, d'ailleurs trop ignorée par nos sociologues, que nous devons nos plus beaux spécimens d'humanité. Toutes les qualités natives, toutes les bonnes dispositions héréditaires s'étiolent et restent lettre morte si elles manquent de leur sol nourricier qui est l'ambiance cosmique.

L'organisme constitué et orienté dans une direction déterminée va décliner lentement, sans à-coup, pourvu qu'il reste dans son milieu ; il gardera son équilibre, restera bien portant jusqu'à la fin de sa vie, si on ne lui demande aucune adaptation nouvelle. Le changement de milieu, à la phase de déclin, c'est à coup sûr la maladie et souvent la mort. Et, à ce point de vue, il est nécessaire de bien savoir que les bouleversements sociaux, comme la guerre actuelle, créent pour un grand nombre d'individus un véritable changement de milieu auquel ils finissent par succomber après quelques mois de maladie. On peut dire que si, au début des hostilités, les victimes de la guerre n'existaient que sur le front, actuellement elles sont disséminées sur tout le territoire et vont en se multipliant chaque jour avec la durée du terrible fléau.

La maladie répond à une forme particulière du circulus moléculaire sur laquelle nous devrons nous arrêter au cours de cette étude.

Revenons à l'analyse des faits d'équilibre physiologique, continuons à envisager les individus bien portants aux deux phases de leur évolution, phase d'accroissement et phase de déclin.

Nous avons vu que nos cellules se développent asymétriquement, empruntant et restituant inégalement à leurs différents milieux respectifs. Malgré cette asymétrie et les inégalités du courant moléculaire qui les parcourt, nos cellules restent étroitement solidaires ; tout ce qui affecte l'une se propage à la voisine et de proche en proche à la colonie tout entière qui forme l'être humain. Il y a, en d'autres termes, synergie absolue entre toutes les fonctions de l'organisme. Cette synergie, c'est l'unité du groupement cellulaire. La force musculaire n'est pas séparable de la force morale ; de même, cette force morale ne peut se manifester sans entraîner après elle toute la série des phénomènes purement organiques. Et tant que l'organisme reste en équilibre, c'est-à-dire adapté au milieu, cette unité de direction est le fait biologique fondamental.

Une promenade au grand air accroît l'appétit, aiguise la sensibilité, rend le sommeil délicieux ; un bon repas décuple les forces musculaires, agrandit l'horizon intellectuel, suscite des actes de générosité, etc., etc... La caractéristique d'un organisme équilibré est, en dernière analyse, une harmonie parfaite dans le concert de ses fonctions, quelle que soit d'ailleurs la disparité anatomique de ses différents appareils.

Toutefois de cette disparité résultent quelques conséquences qu'il faut bien connaître. C'est à l'appareil prédominant, c'est-à-dire à l'appareil doué du mouvement moléculaire le plus actif et le plus parfait, qu'il faut demander le principal effort, la plus grande dépense d'énergie. Et, sans être morphologiste consommé, il est aisé de discerner, avant tout interrogatoire, un système musculaire souple ou puissant, un système encéphalique de large envergure, un système respiratoire fortement organisé, enfin un système digestif puissamment développé. Cette sélection des individus, guidée par la détermination du système anatomique prédominant, s'impose toutes les fois que l'on est en face d'une collectivité à cloisonner dans un but quelconque, fonctions spécialisées, travaux manuels de finesse ou de force, etc... *Un organisme ne donnera son maximum de rendement que s'il peut s'épanouir dans un fonctionnement général harmonieux, grâce à la pleine satisfaction de son appareil prédominant.* Cet appareil entraîne tous les autres dans un mouvement synergique et devient le gubernaculum vitæ.

Que cet organisme, au contraire, se trouve du jour au lendemain privé de son milieu de prédilection et obligé de s'adapter à un milieu nouveau par l'un ou l'autre de ses appareils secondaires, les conditions de vie de cet organisme se trouvent transformées. Que va-t-il résulter de cette transformation ?

Le circulus moléculaire modifie son allure dans une sorte d'*effort compensateur.* L'appareil prédominant emprunte et restitue au milieu ambiant dans des proportions réduites ; d'où une tendance au ralentissement de son circulus moléculaire. Les appareils secondaires empruntent et restituent au milieu-ambiant dans des proportions exagérées ; d'où une tendance à l'accélération de leurs circulus moléculaires. En définitive, il y a tendance à la rupture de l'*unité* dans le mouvement moléculaire de l'organisme. Celui-ci résiste toutefois au désordre qui cherche à s'installer et il résiste en maintenant dans tous ses éléments constitutifs le même courant moléculaire, mais un courant uniformément accéléré, *à la mesure en quelque sorte du courant possible dans l'élément le plus faible et le plus déshérité.* C'est ainsi que se trouve créée cette *hyperexcitabilité générale* qu'on trouve chez tous les individus surmenés et qui précède la maladie.

L'hyperexcitabilité générale se manifeste cliniquement par des battements de cœur et plus forts et plus fréquents, par une sécrétion urinaire plus abondante et des mictions plus répétées, par une impressionnabilité morale plus grande, par une réflectivité médullaire légèrement exagérée, par un besoin constant de mouvements, enfin par un accroissement de l'appétit et des besoins de prendre anormaux. Ce tableau est plus ou moins complet, cela se comprend, suivant les individus, ou mieux l'hyperexcitabilité de certains appareils plus directement éprouvés par la nouvelle vie peut l'emporter *symptômatiquement* et masquer dans une certaine mesure l'hyperexcitabilité des autres appareils. Quoi qu'il en soit, l'observateur exercé ne se laisse pas tromper en face de l'individu à l'œil brillant, aux traits tirés, à l'allure impatiente qui lui décoche cette phrase caractéristique : « Moi, jamais je ne me suis aussi bien porté ». L'individu hyperexcitable est, en effet, mieux portant que jamais, c'est-à-dire doué de fonctions dont le cycle est plus rapide et plus court et qui s'accomplissent avec une synergie impeccable. Mais le fait anormal, c'est cette allure accélérée qui a débuté à un tournant de la vie et qui crée un état physiologique tout à fait différent de celui qui était habituel. Cet état de choses n'est pas durable et le biologiste est coupable s'il laisse évoluer cette hyperexcitabilité sans chercher à la refréner.

L'état d'hyperexcitabilité générale est ordinairement un état passager créé par l'adaptation à un milieu nouveau et défavorable.

Si l'organisme est à la phase d'accroissement, l'hyperexcitabilité peut persister pendant un laps de temps en quelque sorte indéfini. Des altérations organiques s'intallent peu à peu et sourdement, se greffant le plus souvent sur un fond de rétraction cellulaire généralisée, c'est-à-dire d'amaigrissement total de l'organisme.

Si cet organisme est à la phase de déclin ou seulement à un moment proche de cette phase, l'hyperexcitabilité compensatrice est de courte durée. Il faut tenir compte, pour prévoir cette durée, de quelques facteurs primordiaux, tels que la nature des forces ambiantes qui déclenchent le phénomène, leur action massive ou brutale, leur persistance, tels que la constitution individuelle qui est plus ou moins différenciée, c'est-à-dire formée d'appareils plus ou moins hiérarchisés, tels enfin que l'évolution individuelle antérieure qui a été régulière et libre ou au contraire irrégulière, contrainte et traversée déjà par des moments d'hyperexcitabilité.

Là, comme toujours en biologie humaine, les choses sont complexes et ne se dévoilent qu'au coup d'œil exercé et à la longue expérience de l'observateur. Toutefois les données du problème sont simples, précises et la solution possible, pourvu que l'esprit soit attentif et dénué de parti pris.

Quoi qu'il en soit, l'hyperexcitabilité générale, lentement ou rapidement, ne cesse de croître tant que persistent les défectuosités de l'ambiance. Il arrive enfin un moment où l'accélération du mouvement moléculaire cesse d'être possible dans un ou plusieurs appareils ; alors le milieu *fait choc* et rompt l'unisson fonctionnel de l'organisme : c'est le désordre qui succède à l'ordre, c'est la dissociation qui remplace la synergie ; le bloc se brise et devient un amas de fragments tous différents les uns des autres. Dès lors, chaque appareil vit sans souci de son voisin ; mieux que cela, des portions d'appareils s'individualisent un instant et forment autant de petits appareils aberrants ; l'unité de direction a disparu, c'est une multiplicité de directions divergentes qui s'entrechoquent et se contrarient pour aboutir à une sorte d'immobilisation du circulus moléculaire dans son double mouvement d'entrée et de sortie, d'emprunt et de restitution ; à cet état d'arrêt du mouvement moléculaire, répond une véritable indifférence de l'organisme pour les éléments de l'ambiance cosmique. De telle sorte que l'individu semble vivre pour ainsi dire en lui-même, sans rien recevoir ni rien donner. L'individu, à cet instant de son évolution, est à proprement parler un malade.

Il importe de bien comprendre cet état particulier de l'organisme humain qui neutralise pendant des semaines, des mois et même des années des actions de milieu contraires à ses réceptivités naturelles en augmentant l'activité générale de ses échanges moléculaires, en maintenant dans tous ses éléments anatomiques la même vitesse accélérée du circulus moléculaire. De même que cet état d'hyperexcitabilité ne saurait être négligé, bien qu'il ne soit pas la maladie, de même l'état de maladie ne saurait être considéré isolément comme un élément surajouté, venant du dehors, sans contribution de la spontanéité de l'organisme. L'hyperexcitabilité n'est pas la maladie, mais elle la précède et la prépare ; et la maladie est elle-même étroitement dépendante, dans tous ses éléments, de la forme que revêt l'état d'hyperexcitabilité antécédent.

L'organisme brisé, dissocié, sans direction définie, reste un moment, d'une durée variable, comme le font comprendre les considérations précédentes, dans un état de véritable stupeur ou plus précisément d'*inertie physiologique.*

Cette phase est critique à deux points de vue :

tout d'abord, la spontanéité de ressaisissement diminue rapidement, la vie s'éteint comme un foyer sans tirage ; ensuite, les germes que recèle l'organisme trouvent, grâce au cloisonnement étanche de ses groupements cellulaires, des amas ou des blocs isolés dont ils font une proie facile et l'infection peut se déclarer brutale et grave du jour au lendemain.

De même que l'hyperexcitabilité était croissante, de même l'inertie qui lui succède va en augmentant pendant une première phase ; puis peu à peu les éléments cellulaires de même nom se ressaisissent et retrouvent leur orientation univoque en même temps que renaissent leurs appétences pour les divers éléments de leur milieu. A cette seconde phase l'œuvre du biologiste est d'un puissant intérêt ; elle exige une grande finesse d'observation et une délicatesse extrême dans les interventions : *la mise en jeu de l'appareil prédominant doit être l'objet principal de ses préoccupations.* Le ressaisissement, la mise en ordre, le retour d'une franche excitabilité de l'appareil prédominant, c'est la guérison à bref délai. Au contraire, le désordre et l'inertie de la fonction prédominante ouvrent la porte à toutes les complications et créent peu à peu un véritable état de maladie chronique dont la durée tend à devenir illimitée.

Prenons un exemple. Voici un jeune homme bien portant brusquement arraché à ses travaux des champs par la mobilisation. Bien vite, il s'adapte à la vie des camps, mais au prix d'une hyperexcitabilité générale d'ailleurs parfaitement compensatrice. Il est blessé ; instantanément l'hyperexcitabilité fait place à l'*inertie*. La plaie est immédiatement débarrassée de toute souillure, de tout corps étranger. La phase d'inertie croissante est courte et le ressaisissement manifeste, en même temps que le travail de cicatrisation évolue régulièrement. Mais la blessure, siégeant aux membres inférieurs, nécessite l'immobilisation du sujet. Et l'appareil prédominant de notre blessé se trouve être le système musculaire. Que voyons-nous? Au bout de quelques semaines, si le traitement n'est pas dirigé suivant les données que nous venons d'exposer, le travail de cicatrisation se ralentit, s'arrête ou devient irrégulier, des phénomènes de rétraction musculaire, de raideur articulaire, de tuméfaction indurée plus ou moins étendue apparaissent ; l'appétit est languissant ou fantasque ; le moral est variable et les forces sont en régression : tous signes indiquant l'installation progressive de l'état de maladie chronique.

Au contraire, dès que le ressaisissement se dessine, portons notre attention sur le système musculaire, instituons le massage quotidien du membre blessé, faisons mouvoir dans la plus large mesure les membres sains, et cela sans souci de la blessure qui évoluera vers la guérison avec une rapidité proportionnelle au ressaisissement de l'appareil musculaire. Toutes les complications énumérées plus haut seront absentes ou de courte durée, et en quelques semaines nous obtiendrons un homme valide, parfaitement guéri et équilibré, apte à retourner au front en possession de toutes ses qualités physiologiques.

L'*inertie physiologique*, créée par un trauma telle qu'une blessure de guerre, est un fait de biologie humaine ignoré dans sa nature, dont il n'est tenu qu'un compte insuffisant au lit du blessé. La plaie guérit rapidement ou traîne au milieu de complications diverses plus ou moins graves, c'est dans les deux cas la lésion locale qui accapare toute l'attention ; et, si parfois l'observateur détache son regard de la plaie et le porte sur le blessé, c'est pour signaler en termes vagues l'action de cette force mystérieuse dénommée l'*état général*. Rien de précis dans l'observation, et partant rien de décisif ni d'efficace dans l'intervention.

L'inertie consécutive à une blessure de guerre est un fait *accidentel* ; elle apparaît au cours d'une évolution régulière ou elle interrompt une hyperexcitabilité compensatrice ; elle évolue, en tous cas, sur un organisme dont les forces d'adaptation ne sont point épuisées, par conséquent elle doit être d'une durée limitée et comprendre une période ascensionnelle et une période de déclin nettement définies, pourvu que l'acte chirurgical soit lui-même accompli dans les conditions de temps, d'opportunité et d'habileté opératoire nécessaires.

Au contraire, nous pouvons assister à une inertie

due à l'épuisement de l'effort compensateur ; dans ce cas, c'est la maladie, c'est *le malade de guerre*, et la forme que revêt la maladie donne une indication immédiate et grossière de la prédominance organique individuelle. L'inertie revêt alors des allures bien différentes de celles étudiées à propos du blessé de guerre : théoriquement la période ascensionnelle, c'est-à-dire d'aggravation, est de durée prolongée ; et la période de déclin, c'est-à-dire d'amélioration, est mal dessinée, enchevêtrée avec la précédente, au point que le plus mal succède au mieux sans raison apparente, que les localisations morbides se diversifient dans le temps et dans l'espace, déroutant l'observateur, contredisant toutes les notions admises en pathologie, qu'enfin à défaut de terminaison fatale, un état chronique s'installe à demeure et laisse sans valeur un individu dont l'aspect extérieur souvent semble refléter la santé.

Que faudrait-il pour modifier ce tableau du tout au tout? Avoir la notion de la période d'hyperexcitabilité qui a précédé la période de maladie ; déterminer la forme que revêt la compensation chez chaque individu, préciser la durée de cette compensation et, la phase d'inertie croissante achevée, rendre à l'individu les conditions de milieu dans lesquelles il a vécu, qui répondent à sa constitution morphologique et lui ont assuré pendant de nombreuses années un équilibre satisfaisant.

Prenons un exemple. Un individu de quarante ans, exerçant une profession libérale, jouit d'une excellente santé, mais au prix d'une alimentation abondante, très régulière et de qualité choisie. Mobilisé, il part pour le front ; tout à la joie de remplir son devoir patriotique, il oublie de manger. Il maigrit, mais il se porte mieux que jamais. D'emblée il entre en pleine phase d'hyperexcitabilité ; et celle-ci ne connaît qu'une mesure, le sentiment du devoir, en termes physiologiques, l'élasticité de la cellule cérébrale. La cellule digestive, cependant prédominante chez notre individu, cède le pas à toutes les autres cellules et ne manifeste plus pour ainsi dire qu'une excitabilité de ricochet. Le devoir, le mouvement, le grand air sont les excitants de premier plan ; l'aliment est chose accessoire et ne compte plus dans la vie nouvelle du valeureux soldat.

Six mois se passent. Brusquement le corps se dérobe et la flamme guerrière doit s'éteindre. C'est d'abord une entérite, puis une fièvre typhoïde à évolution longue, mouvementée, à rechutes multiples qui laissent après elles un état de maigreur très accusé, une faiblesse extrême, des troubles digestifs incessants, variés, déconcertants qui empêchent toute alimentation régulière et immobilisent notre sujet dans un état permanent de marasme physiologique. Et douze mois se sont écoulés pour voir la fin de l'inertie décroissante et le retour de l'unité fonctionnelle.

Rien de plus aisé que de grouper tous ces faits pour en saisir la signification.

Avant la guerre, la vie digestive s'exerce avec plénitude et permet une réelle activité cérébrale que tempère du reste l'exercice au grand air de la campagne. Avec la guerre, brusque transposition : l'activité cérébrale est au premier plan et la vie digestive au dernier. La conséquence, c'est l'hyperexcitabilité générale qui enfante l'héroïsme dans le domaine moral et l'équilibre compensateur dans le domaine physiologique. Cette phase est relativement courte, à cause de l'âge du sujet et aussi de la vie intensive, imposée par des circonstances véritablement tragiques.

Du jour au lendemain, sans prodromes, c'est la troisième phase, la phase d'*inertie* avec ses mouvements ascensionnels et décroissants enchevêtrés, avec ses localisations infectieuses de noms divers, avec ses apparences de guérison et ses retours offensifs, avec son état d'épuisement terminal qui semble annoncer la mort prochaine.

Les trois phases sont nettement différenciées. C'est une étape marquée par trois jalons que le biologiste doit bien discerner et bien connaître, avant de pousser plus loin son analyse et d'entrer dans le détail des faits morbides.

Ces trois phases sont étroitement solidaires : connaître la première, c'est prévoir la seconde ; connaître les deux premières, c'est être en mesure de suivre et de maîtriser la troisième, au point de la raccourcir notablement, d'en effacer la plupart des épisodes dramatiques et, en fin de compte, de permettre le ressaisissement de l'organisme avant cet épuisement terminal d'allure grave.

En fait, les interventions thérapeutiques à rebours ont aggravé la maladie.

Une observation, guidée par les notions que nous venons d'exposer, aurait laissé l'inertie suivre son cours naturel, en parant simplement aux phénomènes digestifs par une diététique appropriée et aux phénomènes cérébraux par des moyens sédatifs (1). Puis, l'inertie vaincue, le premier souci

(1) Rien de plus intéressant que l'évolution spontanée des maladies : les phénomènes paroxystiques, fièvre, douleur, engorgements viscéraux, etc..., sont le plus généralement de courte durée et s'épuisent par leur propre intensité. Et le calme qui succède à l'épuisement spontané d'un paroxysme est véritablement réparateur et n'a rien de commun avec l'obnubilation sensitivo-motrice provoquée par une substance chimique ; à cette obnubilation succèdent le plus souvent un paroxysme plus fort que le précédent ou une localisation nouvelle qui marque une aggravation de la maladie.

Dans le cas particulier, à défaut de troubles suscités par des actions médicamenteuses, nous assistons, peu à peu, à la simplification des phénomènes morbides et bien vite nous pouvons discerner la succession des deux phases de l'inertie, phase d'aggravation et phase de ressaisissement.

aurait dû être de faire appel aux forces digestives, et par la qualité et par la quantité des excitants alimentaires.

Avec une alimentation très simple, mais strictement conforme aux exigences du tube digestif, le ventre excavé se comble, le ventre mou devient ferme, l'appétit renaît, les selles se régularisent et en quelques semaines la transformation est complète.

Fait capital, un tel sujet ne doit être considéré comme guéri que lorsque le tube digestif se révèle objectivement équilibré, *à une exploration externe attentive et méthodique ;* s'en tenir à la subjectivité et à l'aspect extérieur du sujet, c'est s'exposer sûrement à des mécomptes, en particulier à un retour de la maladie sous des formes nouvelles, d'une ténacité désespérante.

En définitive, un organisme qui a gardé son équilibre jusqu'à 40 ans, grâce à une alimentation particulière, ne saurait se relever d'un épuisement profond, consécutif à la vie des tranchées, avec les formules étroites de diététique qui règnent dans les hôpitaux militaires. Le soumettre à ces formules, c'est à coup sûr entretenir la maladie et trop souvent, hélas ! transformer en infirme un homme fondamentalement propre à l'action.

CHAPITRE II

L'ambiance du corps humain.

L'homme vit, c'est-à-dire croît, décline et meurt, grâce à une force intérieure, force léguée par les ascendants et qui imprime à chaque organisme sa direction évolutive propre..

Cette direction évolutive se traduit par des traits morphologiques que nous nous sommes appliqués à dégager et à classer dans une série d'études publiées depuis vingt ans. Notre intention n'est point d'exposer ici, même succinctement, ces données nouvelles sur la Forme humaine, avec les enseignements biologiques qu'elles comportent. Notre but immédiatement pratique est plus modeste : nous voudrions retenir quelques traits qui répondent à autant de données positives sur la valeur d'un organisme et sont à même de renseigner à coup sûr le biologiste en face d'un individu dit bien portant.

Mais ces traits essentiels, propres à déceler une direction évolutive individuelle, exigent pour être compris une étude préalable des milieux dans lesquels l'homme est plongé, c'est-à-dire des éléments ambiants qui entretiennent la force intérieure transmise par l'hérédité.

L'homme ne vaut qu'autant qu'il s'est constitué un milieu. Les *errants* sont des êtres de nulle valeur ; les *déracinés* sont des malades.

L'homme de valeur est celui qui d'emblée discerne dans l'ambiance les éléments propres à s'harmoniser avec sa force intérieure, garde avec ces éléments un contact constant et rejette les éléments contraires à sa direction évolutive.

Ce discernement n'est point une chose simple ; il fait suite à un ensemble de contacts que prennent nos divers appareils avec la variété infinie des composantes de l'ambiance cosmique.

Ces contacts créent des actions attractives ou répulsives entre l'homme et son ambiance ; aux actions attractives répond toute une série d'actes biologiques de sens favorable à l'organisme qui constituent l'adaptation ; aux actions répulsives répond tout un ensemble d'actes défavorables à l'organisme qui traduisent l'inadaptation.

La direction évolutive d'un être humain se trouve ainsi influencée, c'est-à-dire favorisée ou contrariée par les éléments extérieurs avec lesquels cet être humain prend contact au cours de sa vie.

Il est aisé de comprendre que le discernement des contacts favorables ou contraires ne va pas sans hésitation, sans tâtonnements, sans erreurs, et la plupart des existences humaines ne peuvent s'accomplir qu'au prix de ballottements et de secousses sans nombre.

Ces actions contraires laissent dans l'organisme humain des traces matérielles, organiques, dont quelques-unes, les plus essentielles, nous venons de le dire, seront notées au cours de cette étude.

Abordons immédiatement l'analyse des éléments de notre ambiance qui sont à l'origine des formes les plus habituelles de l'*inadaptation*.

Les milieux seront classés par rapport à l'organisme qui les utilise, c'est-à-dire en autant de catégories qu'il existe d'appareils organiques en contact immédiat avec ces milieux.

L'Appareil cérébral et son milieu. — Le cerveau vit essentiellement d'images visuelles et d'images auditives.

La vue et l'ouïe sont les deux fonctions à l'aide desquelles le cerveau prend contact avec le monde extérieur d'une façon immédiate ; ce sont à proprement parler les positions avancées de notre grande forteresse encéphalique.

Le cerveau reçoit en outre les impressions qui frappent les appareils musculaire, digestif et respiratoire ; mais ces impressions ne lui arrivent que parce qu'elles se généralisent à l'organisme tout entier ; il n'en a qu'une part, tandis que les impressions visuelles et auditives lui sont un patrimoine personnel, exclusif.

Le cerveau humain reste à l'arrière dans la constitution des appareils organiques par les contacts du monde extérieur ; et, comme tout traînard, il doit se contenter de peu.

Au cours de la formation, des habitudes sont prises et l'organisme se montre de plus en plus satisfait de quelques rations toujours les mêmes, pourvu qu'elles lui arrivent avec un minimum d'effort ; ce qui implique une force intérieure limitée et vite défaillante. C'est ainsi que la formation des appareils respiratoire et digestif va se faire dans des conditions généralement supérieures à celles que trouvent les appareils musculaire et cérébral.

Et ces conditions supérieures créent ces habitudes dont nous parlions plus haut. En d'autres termes, tel organisme habitué à se saturer de grand air reste indéfiniment rivé à la même chaîne, négligeant tout ce qui n'est pas le grand air, ou du moins tout ce qui ne peut pas s'allier à la vie de grand air. Dans ce cas la formation musculaire pourra trouver aisément son compte ; mais la formation cérébrale sera réduite à la portion congrue.

Tel autre organisme va contracter des habitudes digestives qui réduiront notablement la variété à la fois des contacts musculaires et des contacts cérébraux.

Enfin le mouvement sous toutes ses formes peut à son tour tyranniser l'organisme humain en voie de formation et faire de la sorte un vide relatif dans le milieu cérébral.

Une notion domine toute cette question de la

formation de l'être humain : *nos appareils s'individualisent successivement et non simultanément.*

Il y a longtemps que l'estomac est apte à digérer l'aliment le plus fortement organisé, comme la viande de bœuf, quand le cerveau s'essaie et hésite à trouver dans les faits de son ambiance les éléments d'une idée générale.

Pendant la phase d'individualisation d'un appareil, la vie des autres appareils doit être faite « d'ondes propagées », si je puis me servir de cette expression.

Je m'explique : voici un jeune homme qui fait une poussée de croissance, dont le système musculaire « s'individualise » ; toute la direction évolutive de cet organisme est régentée par le milieu musculaire ; les autres milieux doivent seulement coopérer à l'œuvre de formation et chacun dans une mesure qui réponde à la réceptivité de l'appareil qu'il doit soutenir ; à ce prix se maintiendra la synergie fonctionnelle de l'ensemble. Le biologiste instruit seul est à même de déterminer cette mesure.

Les fautes commises par nos éducateurs modernes sont de tous les jours et entraînent souvent des conséquences d'une gravité extrême.

Nous n'envisagerons présentement que ce fait : le cerveau s'individualisant le dernier de nos appareils, le souci de l'éducateur doit être de lui réserver sa part d'ambiance, avec les forces propres nécessaires pour l'assimiler ; pour cela, il est indispensable, à chaque étape de la formation, de satisfaire pleinement les appétences héréditaires d'un appareil, mais en sauvegardant attentivement la liberté de tous les circulus moléculaires, en empêchant par conséquent tout *engorgement* local, c'est-à-dire toute déformation correspondant à ce mouvement automatique qu'on appelle une habitude.

Les influences de milieu doivent prédominer successivement et ces prédominances correspondre exactement à chaque étape d'individualisation organique.

Ce qui revient à dire que le cerveau n'acquerra pleinement le développement fixé par l'hérédité qu'autant que la prédominance de ses influences éducatives sera créée tardivement et à son heure, c'est-à-dire au moment où l'individualisation des appareils inférieurs semblera achevée dans des conditions satisfaisantes.

En fait, c'est après 20 ans que l'homme peut et doit amplifier et enrichir son champ intellectuel. Mais, après 20 ans, la plupart des hommes sont figés dans une attitude professionnelle et le cerveau s'immobilise et se déforme sous la contrainte de quelques habitudes définitivement « maîtresses de la maison ».

De tout cela, il résulte que le biologiste doit peu compter sur la spontanéité cérébrale de l'homme: rare est le *sentiment* qui traduit exactement l'impression sensorielle, visuelle ou auditive; plus rare encore est l'*idée* qui résulte d'une élaboration régulière d'images mentales hiérarchiquement associées.

L'équilibre fonctionnel du cerveau ne peut guère se maintenir qu'en *milieu raréfié*. Dès que l'afflux des impressions sensorielles dépasse certaines limites, l'hyperexcitabilité apparaît avec son rythme accéléré et ne tarde pas à faire place à l'inertie, génératrice d'images fixes (idées ou sentiments), d'une part, et d'attractions sensorielles affaiblies ou déviées, d'autre part.

Au cours d'une phase d'hyperexcitabilité cérébrale, l'homme peut accomplir un acte d'héroïsme, remplir une mission difficile, saisir le bon moment pour une action décisive; et c'est ainsi que nous voyons sur le front, dans l'atmosphère enivrante du champ de bataille, se multiplier les faits qui décèlent ou l'acuité intellectuelle ou le paroxysme d'énergie morale. Mais, cet acte accompli un nombre de fois d'ailleurs très limité, le héros devient malade et rien alors n'est décevant comme son attitude, faite de relâchement, d'indifférence et de stupeur.

Je me souviens d'un de mes blessés qui, à trois reprises, avait accompli des prouesses qui lui valurent autant de citations à l'ordre de l'armée et la médaille militaire. Il était resté, notamment, perché sur un arbre pendant toute une journée, à quelques mètres de l'ennemi qu'il devait observer; puis, il avait dû regagner son poste à la faveur de la nuit au milieu des plus grands dangers. Les deux autres faits ne le cédaient en rien, comme sang-froid et comme audace, à celui que nous venons de relater.

Or, cet homme pendant les dix ou douze premiers jours me donna, à chaque visite matinale, le spectacle d'une véritable loque humaine : facies défait, regards éteints, mutisme presque absolu, attitude générale effondrée ; à chacune de mes questions, il répondait par un signe de tête à peine esquissé, et, si j'insistais pour avoir une parole, il se mettait à pleurer.

La guérison des blessures et le ressaisissement moral nous rendirent bientôt un homme ouvert intellectuellement, plein de gaieté et d'entrain.

L'hyperexcitabilité cérébrale semble être la condition ordinaire du courage sur le champ de bataille, de sorte que cette qualité, communément désignée sous le nom de sang-froid, paraît plutôt répondre à une suractivité passagère de tout l'organisme, en particulier du cerveau. Cette suractivité ne peut tenir longtemps. Elle appelle la détente et, pendant la phase de détente, il importe de « soutenir le moral » afin d'empêcher cette détente d'aller jusqu'à l'inertie.

Le courage, le sang-froid sont des qualités intermittentes, des états paroxystiques engendrés par l'ambiance du moment, mais ne donnent pas la mesure des qualités fondamentales du système nerveux.

L'Appareil musculaire et son milieu. — Si le cerveau trouve assez rarement les conditions de milieu propres à assurer sa pleine formation, le système musculaire par contre jouit d'un véritable privilège, au double point de vue de la richesse de son milieu et de l'opportunité d'action des éléments de ce milieu.

L'homme des champs, dans la plupart de nos provinces françaises, commence à travailler après la quinzième année; son travail est généralement progressif et reste proportionné à ses forces. Cette adaptation du travail aux capacités croissantes du système musculaire assure à celui-ci un bel équilibre et de forme et de fonction. Et cet équilibre contribue puissamment à maintenir l'harmonie de toutes les fonctions ; cette harmonie assure à son tour un certain degré d'épanouissement cérébral.

Ce n'est point un paradoxe d'affirmer que notre paysan au robuste bon sens puise dans son système musculaire le principal de ses ressources intellectuelles.

Moins favorisé est l'ouvrier des grandes villes dont le travail est souvent précoce, toujours monotone, rarement adapté aux forces musculaires disponibles. L'ouvrier est notablement inférieur au paysan au point de vue de la forme et de la fonction musculaires. Et plus misérable encore est sa cérébration qui évolue sans aucun point d'appui solide, dans un milieu composé d'éléments instables, touffus et souvent de qualité médiocre.

La bourgeoisie est plus mal partagée encore que la classe ouvrière. Au moment où la croissance appelle la prédominance des excitations musculaires, le jeune homme se livre à la préparation des examens et des concours : il est condamné à la sédentarité aggravée par un fonctionnement cérébral incessant. Le système musculaire se trouve arrêté dans son développement ou, s'il se développe, c'est au prix d'un affaissement progressif des masses musculaires et d'une diminution parallèle des forces (1).

Et si le paysan a la ressource de trouver dans son système musculaire un supplément de vie qui entretient heureusement l'activité formative de ses éléments cérébraux, le bourgeois ne peut compter sur son système encéphalique pour donner un essor à la vitalité de ses éléments musculaires; car le travail livresque, auquel il se livre d'une façon intensive, est prématuré et ne répond en rien aux conditions objectives nécessaires à l'édification régulière d'un cerveau.

De telle sorte que le jeune homme qui se destine aux carrières libérales apparaît trop souvent comme un être sans muscles et sans tête, incapable de prendre un contact *réel* avec les éléments divers de l'ambiance cosmique.

L'Appareil digestif et son milieu. — Il s'agit du

(1) Les pratiques sportives, introduites dans nos écoles depuis plusieurs années, n'ont jusqu'à présent donné aucun résultat positif, faute de méthode scientifique dans le choix et l'application des moyens.

milieu alimentaire. Là se trouve la multiplicité des ressources. Le choix intervient, d'où la fréquence des erreurs et des déséquilibres qu'elles entraînent.

Si la ration cérébrale est insuffisante ou de mauvaise qualité, si la ration de mouvement pèche par défaut ou par excès, la conscience individuelle en est peu affectée : l'homme marque trop souvent une véritable indifférence pour ces deux éléments de son ambiance vitale. Pour la nourriture, rien de semblable : la sensibilité digestive est plus affinée, probablement parce que les erreurs d'hygiène alimentaire, que nous commettons du premier au dernier jour de notre vie, la maintiennent en état d'hyperexcitabilité constante.

Le problème de l'alimentation est de tous les jours et de toutes les classes sociales. Depuis quelques années, il a débordé le terrain de la ménagère et celui de l'économiste, pour envahir le domaine de la science médicale.

Malgré son actualité retentissante, la nourriture de l'homme reste entourée d'incertitudes pratiques et théoriques. Disons-le franchement : l'homme ne sait pas se nourrir.

L'enfant est trop allaité jusqu'à la quatrième ou cinquième année, et, de ce fait, reste un être gonflé et sans force jusque vers sa dixième année.

L'adulte n'a pas le temps de faire un *repas* au début de la journée, et prend en cours de route, sous l'aiguillon du délabrement, un repas de masse excessive ; il a de plus la funeste habitude d'ingérer en mangeant une quantité exagérée de liquide qui trouble le rythme de l'évacuation gastrique.

Enfin le vieillard garde son alimentation de l'âge adulte, alors que les forces compensatrices de cet âge sont en voie d'extinction et exigeraient d'être suppléées par des qualités toniques croissantes des substances alimentaires.

Une alimentation toujours adaptée aux besoins de l'appareil digestif est un des leviers les plus puissants dont nous disposions pour maintenir l'équilibre physiologique de l'organisme, à toutes les phases de son évolution.

Pour sauvegarder cette adaptation, deux éléments sont à considérer : le tube digestif et la substance alibile.

Le *tube digestif* est un canal contractile et sa physiologie est celle d'une cavité vivante. L'acte chimique est un fait secondaire qui est commandé par l'acte moteur. Toutes les données invoquées par les chimiâtres sont sans valeur pratique et d'ailleurs, pour la plupart, grossièrement erronées.

Le tube digestif humain est une cavité dont les parois sont sans cesse en mouvement et qui est apte à modifier sa forme dans des limites extraordinaires : tantôt il subit un resserrement qui peut en effacer presque totalement la lumière, tantôt il se dilate au point de doubler et de tripler son calibre ordinaire. Ces mouvements de constriction et de dilatation peuvent coexister à un même moment de la phase digestive : estomac triple de volume et cœcum du volume du petit doigt ou inversement petit estomac cylindrique et vaste cœcum ampullaire.

Cette élasticité du canal digestif est à la fois sa sauvegarde et sa perte. Il triomphe aisément d'un encombrement momentané grâce à ses qualités cinétiques ; par contre, il accepte par entraînement des quantités d'aliments excessives qui le déforment peu à peu et altèrent par synergie les autres appareils de l'organisme.

Le problème biologique digestif se réduit à connaître les moyens de conserver au canal alimentaire un calibre régulier et d'éviter autant que possible les actions constrictives ou dilatatrices extrêmes.

La *substance alibile* est destinée à parcourir le canal digestif dans toute sa longueur. Sa qualité essentielle, c'est de prendre avec les parois de ce canal un contact aussi intime que possible. Ce contact intime assure un travail digestif régulier ; le péristaltisme gastro-intestinal, notamment, évolue pendant toute la phase fonctionnelle sans effort et sans altération du calibre du tube digestif.

Mais l'expérience nous enseigne que les substances alibiles peuvent être douées de qualités excito-motrices qui exagèrent ou atténuent l'intimité de ce contact. Avec un contact exagéré, nous avons une action constrictive et une accélération du circulus alimentaire ; un degré de plus dans cette exagération et la constriction cède sur un point du parcours digestif pour faire place à la dilatation et nous avons une digestion irrégulière, un circulus arythmique. Avec un contact atténué, nous obtenons une action dilatatrice et un ralentissement du circulus alimentaire ; un degré de plus dans cette atténuation et la dilatation s'exagère sur un point du parcours digestif, pour créer une nouvelle forme de digestion irrégulière, de circulus arythmique.

Quant aux qualités excito-motrices de l'aliment, elles sont étroitement dépendantes de son degré d'organisation moléculaire, pratiquement de sa densité : un liquide, quel qu'il soit, fût-ce de l'alcool concentré, agit sur les parois digestives à la façon d'un liquide ; un solide, quelle qu'en soit la nature, exerce une action toute différente sur ces mêmes parois ; enfin le mélange du liquide et du solide répond à une autre forme d'action digestive également différenciée.

Le tube digestif privé d'aliments ne « se repose » pas, comme le disent des médecins peu versés dans les questions de biologie. C'est l'inertie qui apparaît avec ses constrictions et surtout avec ses dilatations; les premières naissent, mais ne peuvent se maintenir ; ce sont les secondes qui prédominent et créent ces sensations angoissantes de creux, de vide à l'épigastre ou dans les hypocondres.

Des contacts alimentaires répétés, réguliers vont amener peu à peu la synergie des contractions gastro-intestinales et, avec cette synergie, le retour des forces nerveuses et générales de l'économie.

Un abdomen qui varie de forme, s'affaisse ou se dilate, est le signe pathognomonique de l'inadaptation digestive.

Le gros ventre de l'enfant est gonflé par l'abus du lait. Le ventre plat de l'adolescent répond à une nourriture insuffisante ou prise à la hâte avec le souci des jeux ou la hantise des concours. Le ventre globuleux de l'adulte est dilaté par l'abondance des aliments solides ou liquides au principal repas, abondance relative ou absolue, selon l'activité musculaire de l'individu. Le ventre étalé du vieillard indique l'affaissement d'anses digestives insuffisamment soutenues par un aliment trop liquéfié. Seul l'organisme équilibré dans toutes ses fonctions montre constamment un abdomen de forme arrondie, de volume discret, sans variations dans tout le cours de sa vie.

La maladie, légère ou grave, marque son empreinte sur le tube digestif : si elle est courte, c'est un léger degré d'affaissement abdominal ; si elle est de longue durée, c'est une rétraction du canal digestif et un ventre à l'aspect plus ou moins excavé. Avec la reprise de l'alimentation, la forme abdominale renaît chaque jour et cette renaissance stigmatise admirablement la marche de la convalescence.

Nous avons dit, au début de ce paragraphe, que le milieu digestif de chaque individu est le reflet de ses discernements, plus exactement de l'amalgame de ses appétences et de ses jugements. De là, une source d'erreurs particulièrement nombreuses, qui répondent à autant de formes de déséquilibre digestif ou latent ou franchement caractérisé.

Les variations de calibre du canal alimentaire objectivent toutes ces oscillations fonctionnelles et fournissent au clinicien exercé un faisceau de signes objectifs qui dirigent avec précision et sûreté la moindre de ses interventions thérapeutiques.

Ce n'est point ici le lieu de décrire la technique de l'Exploration externe du tube digestif, malheureusement trop délaissée par les enseignements de l'école.

Nous voudrions seulement fixer rapidement quelques données pratiques découlant du parallélisme fonctionnel du tube digestif et des autres appareils de l'organisme.

En d'autres termes, étant donné un individu, les faits, quels qu'ils soient, révélés par une observation rapide, sommaire, doivent permettre de se faire une idée exacte de l'ensemble des appareils organiques et partant de la valeur biologique de cet individu.

C'est qu'en effet toutes les fonctions sont solidaires les unes des autres, mieux que cela, entraînées dans un mouvement synergique de même forme et de même allure. Connaître le tube digestif, c'est connaître tout l'organisme ; inversement, connaître l'appareil cérébral, par exemple, c'est du même coup avoir la notion exacte des formes qu'affecte le calibre du canal alimentaire dans son évolution fonctionnelle.

Diagnostiquer une dépression nerveuse, une entérite, une dyspepsie, une tachycardie, une albuminurie et faire dépendre de ce diagnostic local un traitement hygiénique ou diététique ou pharmaceutique, c'est ne voir qu'une face de la réalité et rester incapable de donner à l'organisme l'orientation dont il a besoin.

Un exemple va faire saisir notre pensée. Voici un individu qui maigrit lentement : quelle que soit la cause de l'hyperexcitabilité à l'origine de l'amaigrissement, nous savons pratiquement que le tube digestif subit une constriction progressive. Cet amaigrissement prend tout à coup une allure rapide : cette constriction, qui créait un équilibre fonctionnel compensateur, n'est plus possible et le tube digestif s'est affaissé, est tombé dans l'inertie.

Au contraire, un individu grossit lentement : le tube digestif, dans ce cas, subit une dilatation progressive. Cet engraissement prend une marche rapide : la dilatation a atteint ses limites extrêmes et c'est l'engorgement viscéral, la stase gastrique ou cœcale, qui vont immobiliser l'organisme dans une maladie dont la forme sera dépendante de la prédominance morphologique individuelle.

Les phénomènes de constriction et de dilatation

qui se passent au niveau des éléments anatomiques du tube digestif sont les homologues de mêmes phénomènes morphologiques évoluant au niveau de *tous* les éléments anatomiques de l'organisme. Et ces variations de forme de nos cellules, qui partent d'un point donné et envahissent toute la colonie comme une vague que rien ne peut arrêter, correspondent à un mouvement fonctionnel identique dans toutes les régions de l'économie.

Digestion accélérée signifie travail musculaire, actes respiratoires, idéation de même allure accélérée ; digestion ralentie signifie ralentissement de toutes les fonctions précédentes ; enfin inertie digestive signifie désordre dans toute l'économie.

Si nous dégageons ces notions générales de biologie humaine à ce moment de notre étude, à propos du tube digestif et de son milieu, c'est que le milieu alimentaire est à la portée du thérapeute ; c'est que les modifications de ce milieu peuvent changer l'orientation du tube digestif et, par répercussion synergique, celle de l'organisme dans son ensemble.

Rien n'est plus faux que d'attendre les troubles subjectifs de la digestion pour intervenir au point de vue diététique : le biologiste est à même de diriger l'évolution d'un tube digestif et partant d'un organisme en adaptant l'aliment aux divers calibres qu'affecte le tube digestif.

Par contre, rien n'est plus faux que de chercher dans le régime la panacée universelle. L'action de l'aliment est réglée par une double condition : la prédominance individuelle et la nature du choc ambiant.

Tel individu est devenu malade par insuffisance alimentaire : quelle que soit la localisation morbide, c'est l'aliment qui sera le levier de la guérison.

Tel autre individu est devenu malade par choc cérébral : la localisation morbide fût-elle franchement digestive, l'aliment reste dépourvu d'action curative ; le traitement ne devient efficace que s'il vise la cellule grise.

Mais sur cette multitude d'individus dits bien portants qui évoluent lentement les uns vers une constriction, les autres vers une dilatation progressives de tous leurs éléments anatomiques, sur ces organismes, dis-je, encore équilibrés, en puissance d'adaptation à toutes les ambiances, l'aliment exerce une action décisive parce qu'il est le petit poids qui suffit à modifier l'allure des plateaux de la balance, en ralentissant l'un ou en accélérant l'autre : c'est ainsi que l'aliment peut arrêter un mouvement de dilatation et conjurer une stase, un engorgement imminents ; qu'il peut ralentir un mouvement de constriction et prévenir une débâcle de l'énergie musculaire, etc..., etc... J'ajouterai qu'une intervention diététique bien dirigée peut faciliter le ressaisissement d'un organisme en état d'inertie momentané et faire disparaître un engorgement stasique localisé au siège d'une blessure de guerre.

Que de plaies traînantes, que de suppurations intarissables nous avons pu orienter, en quelque sorte du jour au lendemain, vers une guérison définitive, grâce à quelques mesures d'hygiène alimentaire adéquates aux besoins de l'appareil digestif !

L'Appareil respiratoire et son milieu. — La *fixité* est la caractéristique essentielle de l'appareil respiratoire et de son milieu.

Nous entendons par *fixité* de l'appareil un pouvoir d'adaptation qui ne se manifeste que par des modifications de forme lentes et discrètes ; nous entendons par *fixité* du milieu une composition de ce milieu à peu près constante et variable seulement dans ses éléments secondaires.

La pression atmosphérique est maximum dans la plaine, minimum dans la montagne. L'humidité de l'air est grande dans les vallées, nulle sur les sommets. Enfin le mouvement de l'air est variable suivant les saisons, suivant les accidents de terrain, suivant l'orientation des demeures, etc., etc... L'air confiné, c'est la stagnation du milieu respiratoire, c'est la condition la plus défavorable au libre jeu de l'appareil broncho-pulmonaire. Inversement, une circulation intense de l'air atmosphérique, quelles qu'en soient les autres qualités, favorise au premier chef le développement et la régularité fonctionnelle des puissances respiratoires.

Le milieu atmosphérique est une condition favorisante pour le développement et l'équilibre de l'organisme chez le campagnard. Celui-ci nous offre généralement un thorax haut et large, d'une courbe régulière, recouvert de muscles aux reliefs fortement accusés. Rien de semblable chez le citadin dont le thorax étriqué, maigre, sans reliefs musculaires, affecte une forme allongée et cylindroïde. Le contraste est frappant entre ces deux formes de thorax: l'un a puisé aux courants de l'atmosphère une forme mouvementée qui reflète la force et la beauté ; l'autre s'est immobilisé et comme rétracté dans une forme droite, sans courbe, sans relief qui reflète l'inertie musculaire.

Ces deux variétés de thorax sont d'une observation surtout facile et féconde chez les tout jeunes gens, encore indemnes des grandes déformations que l'âge et la maladie impriment à la région thoracique.

Cette rétraction thoracique, qui répond à la stagnation du milieu atmosphérique, est susceptible de se modifier rapidement par la vie de plein air entre 15 et 25 ans. De sorte que l'étroitesse du thorax, qui retarde ou empêche l'incorporation de tant de jeunes gens, est en réalité une indication d'incorporation précoce ; car la vie des camps est à même de changer la direction évolutive d'un thorax en quelques mois et ainsi de transformer l'organisme tout entier. Une pratique dont les effets sont lamentables est celle qui consiste à affecter ces jeunes gens à une fonction sédentaire, à un travail de bureau sous prétexte qu'ils sont faibles et que la marche les essouffle !

Si à ces jeunes gens qui ont vécu à l'air confiné alors que leur constitution respiratoire exigeait les grands mouvements de l'atmosphère, nous ajoutons ceux qui paraissent malingres parce que leurs membres faute de mouvements sont restés squelettiques par affaissement musculaire, nous obtenons un groupe innombrable d'individus dont on prive l'armée, et qui, après quelques mois de sage entraînement, constitueraient, je l'affirme, des troupes d'élite, car il s'agit d'organismes très sensibles aux influences de milieux qui ne demandent réellement qu'à recevoir leur part d'ambiance pour devenir des hommes capables de jouer un rôle utile dans la société.

Le milieu militaire réalise au maximum les conditions de développement musculaire et respiratoire et peut libérer très heureusement ces milliers d'êtres humains dont la contrainte éducative, l'ignorance et la misère arrêtent et dévient la formation physiologique.

Après 25 ans, les déformations sont définitives et l'individu garde pour le restant de ses jours une capacité pulmonaire amoindrie. Dans la vie ordinaire, des compensations peuvent s'établir du côté des autres appareils et les différents milieux subir une sélection appropriée aux réceptivités individuelles. Dans la vie militaire, rien de semblable n'est possible. De sorte que la ligne de conduite du biologiste doit se modifier du tout au tout suivant qu'il a devant lui un jeune homme en formation ou un adulte formé.

Dans le premier cas, son jugement doit reposer sur des possibilités physiologiques : tel jeune homme aux membres squelettiques sera incorporé pour être soumis à un entraînement spécial pendant trois ou quatre mois ; tel autre au thorax cylindroïde va trouver dans la vie de plein air les conditions de développement de ses puissances respiratoires au point de tenir tête immédiatement aux exercices de la vie militaire.

Dans le second cas le jugement du biologiste se fera avec des réalités physiologiques : tel adulte, sans muscles et sans poumons, qui garde son équilibre grâce à une compensation cérébrale, sera incorporé, mais devra être l'objet d'une affectation spéciale, bureaux, état-major, etc...; tel autre, capable seulement d'une compensation digestive très instable, sera écarté de l'armée comme impedimentum et laissé au milieu familial où le valétudinaire peut encore rendre des services.

Le choix des hommes, inspiré par des réalités morphologiques, aurait le double avantage d'accroître la valeur de l'armée numériquement et physiologiquement et de la débarrasser de cette masse d'êtres sans valeur qui encombrent les hôpitaux et grèvent le budget de dépenses absolument inutiles. Nous voulons désigner les adultes irrégulièrement ou incomplètement développés que la guerre a arrachés à une vie péniblement équilibrée au prix de restrictions et de sélections incessantes dans les différents milieux ; après quelques jours ou quelques semaines de vie militaire, à l'arrière ou sur le front, ils se sont montrés ce qu'ils étaient en réalité, des malades, et vivent ballottés entre le dépôt et l'hôpital depuis leur incorporation. Ai-je besoin d'ajouter que s'ils sont blessés la cicatrisation devient un travail de

Sisyphe et que les complications médicales et chirurgicales se multiplient avec le temps et avec la variété des interventions. Ces hommes devaient être laissés à leur foyer, où ils auraient gardé leur « petite santé », et continué à remplir leur fonction ; ou bien il ne devaient être incorporés qu'avec une affectation spéciale en rapport avec leurs aptitudes et ils auraient pu tenir peut-être de longs mois et rendre à l'armée quelques services positifs.

Une dernière considération inspirée par l'étude de la forme thoracique : voilà un blessé au thorax puissant qui s'est développé dans l'air vif et mouvementé de nos montagnes, qui a vécu au front, au grand air nuit et jour, pendant de longs mois ; du jour au lendemain il se trouve enfermé dans une salle d'hôpital soigneusement close, qui reçoit chaque jour une dose d'air mesurée et de l'air provenant de la rue d'une grande ville ; il est aisé de comprendre que le thorax de cet homme va tendre à s'affaisser immédiatement et entraîner tous les autres appareils à sa suite ; et au bout de quelques jours, le blessé se doublera d'un malade. C'est pourquoi les ambulances destinées aux blessés doivent être installées autant que possible en pleine campagne, loin des agglomérations humaines.

Les blessés, sachons le bien, ne sont point des malades au sens ordinaire du mot. De même qu'il est indispensable d'écarter de l'ambulance tout l'appareil ordinaire de la thérapeutique, potions, pilules, tisanes, etc..., de même il est nécessaire d'y réaliser les grandes conditions d'ambiance qui conviennent aux organismes doués de la plénitude de leurs forces et, parmi ces conditions, le mouvement de l'air est une des plus essentielles et des plus faciles à obtenir.

Réserver les hôpitaux urbains aux maladies aiguës et aux interventions chirurgicales complexes ou tardives et diriger sur les ambulances suburbaines tous les blessés qui arrivent des stations opératoires du front avec une plaie libérée de tout corps étranger, dont il s'agit de diriger et d'accélérer la cicatrisation : tel est un mode d'organisation suggéré par les réalités biologiques, en particulier par la connaissance de l'appareil respiratoire et du milieu qui lui convient.

CHAPITRE III

La Pyostase.

Nous venons de faire une analyse biologique rapide des grands appareils qui composent l'organisme humain et des conditions de milieu qui en règlent le fonctionnement.

Une étude synthétique de l'homme aux prises avec les éléments de son ambiance va nous révéler quelques particularités physiologiques pratiquement utilisables pour la compréhension et la direction du blessé ou du malade de guerre.

Ici intervient la grande loi de synergie des fonctions de l'économie humaine sur laquelle nous avons déjà insisté dans notre étude de l'appareil digestif. Le circulus moléculaire, qui anime l'ensemble de nos agglomérats cellulaires, débute à la périphérie de l'organisme où l'ébranlement mécanique produit par les contacts ambiants lui imprime une allure et un rythme déterminés. De la périphérie il pénètre dans la profondeur, atteint les appareils centraux (reins et cœur) et fait retour à la périphérie sans changement ni d'allure ni de rythme. C'est ainsi du moins que se passent les choses dans un organisme équilibré.

Mais les qualités initiales du circulus moléculaire peuvent se modifier en cours de route, aussi bien à l'aller qu'au retour: l'allure se ralentit, s'accélère; le rythme perd, retrouve la régularité; toutes les fonctions, en un mot, ont tendance à se dissocier et le mouvement synergique s'accomplit avec difficulté. Toutefois, c'est encore l'équilibre, mais l'organisme suit une voie montante, fait effort, est gêné dans la liberté de ses mouvements. A ce moment de son évolution correspondent des altérations de forme cellulaire qui expriment les difficultés de vie contre lesquelles l'organisme est en lutte.

Ces altérations cellulaires affectent une double tendance, d'une part à la rétraction, d'autre part à la dilatation.

La première répond à une accélération du circulus moléculaire, la seconde à un ralentissement de ce même circulus.

Bien que l'équilibre fonctionnel général soit sauvegardé, que toutes les fonctions de l'organisme soient toujours entraînées dans un même mouvement synergique, l'allure du circulus se modifie avec les régions du corps : l'accélération aussi bien que le ralentissement manifestent des oscillations suivant que les territoires parcourus présentent plus ou moins d'obstacles.

De plus, nos différents appareils *objectivent* très inégalement ces difficultés du circulus moléculaire. Il est clair, par exemple, qu'une modification dans le circulus cérébral pourra exister depuis de longues semaines sans attirer l'attention d'un observateur non prévenu, alors qu'une modification identique dans le circulus digestif s'exteriorisera au bout de quelques jours par une rétraction ou une dilatation manifeste de la région abdominale.

Il est un appareil qui objective d'une façon rapide et grossière les changements survenus dans l'allure et le rythme du circulus moléculaire, c'est l'appareil musculaire. Il doit ce privilège à quelques particularités qu'il est aisé de comprendre: d'abord, sa situation à la périphérie du corps qu'il enveloppe véritablement en formant une couche d'épaisseur et de formes variables, mais ininterrompue de la tête aux pieds; ensuite, sa constitution anatomique spéciale, chaque muscle et chaque groupement musculaire étant contenus dans une véritable gaine de tissu conjonctif abondamment pourvu d'espaces et de vaisseaux lymphatiques et d'un riche réseau de capillaires sanguins; enfin son revêtement cutané qui se mobilise sur la nappe aponévrotique grâce à une couche très épaisse et très lâche de tissu cellulaire.

Dès que la fibre musculaire se rétracte ou se dilate, le système cellulaire et son réseau lymphatico-sanguin enveloppants se mettent à l'unisson dans une sorte de mouvement amplifié qui modifie instantanément la forme de la région. C'est ainsi qu'en recherchant les reliefs musculaires des membres, par exemple, l'observateur est tout étonné parfois de trouver des membres, grêles en apparence, pourvus de muscles bien individualisés, alors que des membres volumineux paraissent dépourvus de muscles tant le relief qu'ils donnent est peu accusé et difficilement perçu. Deux éléments interviennent dans l'appréciation de la forme d'un membre : la forme du muscle et la forme générale du membre ; ces deux éléments cessent d'être parallèles dès que l'organisme quitte les voies larges et faciles de l'adaptation.

Quoi qu'il en soit, à mesure que cet organisme évolue, les altérations de forme qui traduisent l'irrégularité du circulus moléculaire se précisent dans leurs localisations et dans leurs traits objectifs. Si nous envisageons les faits au point de vue pratique, que voyons-nous?

Il faut immédiatement distinguer, d'une part, le *jeune homme*, c'est-à-dire l'organisme en formation, d'autre part, l'*homme adulte*, c'est-à-dire l'organisme formé.

C'est un *jeune homme maigre* ; la maigreur est prédominante tantôt au niveau des membres, tantôt au niveau du tronc, thorax et abdomen. Dans le premier cas la rétraction est localisée au niveau du système musculaire, dans le second elle englobe surtout le système digestivo-respiratoire. Dans les deux cas elle traduit fondamentalement une accélération du circulus moléculaire, ayant son maximum au niveau du ou des appareils nativement prédominants.

Cette accélération du circulus moléculaire répond à une hyperexcitabilité fonctionnelle généralisée et compensatrice. Le rythme de la contraction musculaire est caractérisé par des ondes de courte amplitude ; toutes les circulations sont rapides et le calibre des tuyaux vasculaires est diminué ; les phases de la digestion sont écourtées ; les mouvements respiratoires précipités, les images mentales incessamment renouvelées ; enfin le cœur est rapide, la sécrétion urinaire abondante, l'urine décolorée et les mictions fréquentes.

C'est un *adulte épais* : l'embonpoint, comme la maigreur précédente, est prédominante au niveau des membres ou au niveau du tronc, suivant que la dilatation est surtout localisée aux muscles ou aux viscères thoraco-abdominaux. Cette dilatation traduit un ralentissement du circulus moléculaire ayant son maximum, comme l'accélération, dans les régions nativement prédominantes. Ce ralentissement du circulus moléculaire est une forme particulière de l'hyperexcitabilité de tous les appareils de l'économie, succédant à celle que nous avons dégagée dans notre étude de l'organisme en formation. Interrogez cet être massif et il vous répondra : « Dans ma jeunesse, j'étais maigre comme un roseau ; et, malgré mon embonpoint, je suis resté très actif ». L'hyperexcitabilité fondamentale persiste; seule son objectivité morphologique a changé. C'est que le mouvement de rétraction n'a eu qu'un temps ; c'est une réaction initiale, de jeunesse, en quelque sorte. Peu à peu, il se produit un mouvement de détente, inverse du précédent : nos éléments cellulaires, rétractés pendant de longues années, augmentent alors de volume, se dilatent ; un processus de raréfaction protoplasmique remplace la densification du jeune âge, et, dans notre système vasculaire, la vaso-dilatation remplace la vaso-constriction. Comme conséquences faciles à prévoir, nous voyons les ondes de contraction musculaire augmenter d'amplitude, la circulation lymphatico-sanguine se ralentir, les phases de la digestion s'allonger, les mouvements respiratoires devenir plus amples et plus lents, les images mentales se stabiliser ; enfin le cœur moins fréquent, les urines plus rares, plus colorées et les mictions moins répétées.

Ces formes du circulus moléculaire, de même origine, mais d'expressions objectives inverses, nous ouvrent sur la physiologie humaine des horizons extrêmement étendus et fournissent à la pratique médicale un point d'appui inestimable. Mais un pareil sujet ne peut ici qu'être effleuré.

Un fait spécial doit prendre place dans cette étude, c'est la forme sous laquelle apparaît la plaie de guerre suivant que le blessé appartient à l'un ou à l'autre des types physiologiques précédemment analysés.

L'écoulement du pus est régulier, facile et abondant, si l'organisme blessé est le siège d'un circulus moléculaire accéléré ; l'écoulement du pus est irrégulier, difficile et peu abondant, si l'organisme blessé est le siège d'un circulus moléculaire ralenti.

Cette loi ne s'applique qu'aux individus qui ont dépassé la phase d'inertie consécutive au choc du projectile. Pendant cette phase d'inertie, aucune règle ne peut être établie, si ce n'est qu'une purulence précoce et abondante nous semble un élément d'heureux pronostic.

L'écoulement purulent est un fait d'une haute signification et que le biologiste doit observer avec un soin scrupuleux.

Le pus est un corps étranger qui constitue une véritable souillure pour la plaie qui l'a éliminé, et cette souillure recèle le danger d'une septicémie toujours grave et, plus communément, d'une stase locale qui va conditionner une marche progressive du travail inflammatoire destructeur.

Le pus abandonné dans une anfractuosité de la plaie se creuse une loge qui tend à se refermer extérieurement au fur et à mesure qu'elle s'agrandit et toute la zone périphérique devient d'une dureté ligneuse par stase lymphatico-sanguine. Cette zone stasique persiste et s'accroît quelque temps, puis elle s'affaisse dans cette dissociation moléculaire qu'est *la fonte purulente.* C'est une étape franchie dans la marche destructive du processus inflammatoire. Et, d'étape en étape, on peut arriver à la nécessité d'une mutilation, voire d'une amputation, qu'il eût été facile d'éviter par un enlèvement attentif de la moindre goutte de pus pouvant souiller la plaie. D'où il ressort que la *pyostase* est le gros danger auquel doit parer le biologiste.

La pyostase est un acte physiologique véritable et non point seulement l'arrêt et la stagnation du pus créés par un obstacle mécanique.

Le pus résulte de l'extravasation des globules lymphatiques ; or ce mouvement d'extravasation est lui-même une forme du circulus moléculaire qui se passe à l'intérieur de l'organisme. De telle sorte que la pyostase est au fond un acte qui dénote une *vis à tergo* insuffisante par circulus moléculaire faible et ralenti.

Chez un jeune homme, peu de chance de pyostase; la suppuration est abondante et l'écoulement purulent d'allure rapide. Chez un adulte la pyostase nous guette ; la suppuration est plus rare et l'écoulement se fait avec une allure plutôt lente. Dans ce cas, l'attention et la main exercée du biologiste peuvent suppléer à l'insuffisance du circulus moléculaire et annihiler toutes les conditions favorisantes de la pyostase.

Lorsque le mouvement d'extravasation lymphatique est fort, il s'accomplit en dépit des obstacles et le pansement négligé, qui laisse une plaie souillée de pus, peut n'entraîner aucune complication ; c'est ainsi que s'explique le fait de belles et assez promptes cicatrisations évoluant sous une couche de pus à peu près permanente.

Il va sans dire que l'individu équilibré, qui s'est ressaisi très rapidement après le trauma de guerre, se joue pour ainsi dire de toutes les souillures, y compris celle du pus, et marche à la cicatrisation rapide, quel que soit le mode de pansement appliqué à sa blessure.

En dehors de l'enseignement pratique et utilitaire que comportent tous ces faits, quel intérêt pour le biologiste que de pouvoir en quelque sorte assister, par le simple spectacle d'une plaie, au mouvement qui anime nos cellules les plus cachées !

CHAPITRE IV

Le Blessé de guerre.

Toute blessure de guerre traverse deux phases avant la guérison :

Une phase chirurgicale,

Une phase thérapeutique.

1° La phase chirurgicale répond aux phénomènes d'*inertie croissante* qui succèdent au choc traumatique.

L'individu, frappé par un projectile, est un organisme désorienté qui évolue peu à peu vers la dissociation physiologique. Avant la blessure, toutes les fonctions s'accomplissaient suivant le mode accéléré ; le circulus moléculaire présentait le maximum de vitesse compatible avec la régularité du travail fonctionnel. L'individu était bien portant, mais hyperexcitable ; disons le mot : « la coupe était pleine ». Le choc de la blessure a fait déborder la coupe. Autrement dit, l'unisson fonctionnel est rompu ; le désordre envahit peu à peu toutes les colonies cellulaires qui se segmentent pour former un nombre indéterminé de nouveaux groupements sans relations définies soit entre eux, soit avec le monde extérieur. Et ce travail de désorganisation qui débute à l'instant précis du choc traumatique va en progressant pendant un laps de temps d'une durée essentiellement variable suivant les individus, c'est-à-dire suivant les caractères de l'hyperexcitabilité générale préexistante à la blessure.

En face d'une plaie de guerre, une double intervention s'impose immédiate :

a) Débarrasser cette plaie de tout corps étranger et, pour cela, débrider aussi largement que possible afin d'opérer un nettoiement de toute sécurité.C'est là l'œuvre du chirurgien, c'est-à-dire du technicien opérateur. Je ne saurais insister davantage.

b) Lutter contre les progrès de l'inertie traumatique et chercher à en limiter la durée et la profondeur. C'est là l'œuvre du médecin biologiste.

Je n'ai point vécu dans les hôpitaux du front et je ne puis donner ici les conseils d'une pratique personnelle. Toutefois, des faits qu'il m'a été donné d'entrevoir au début de la guerre alors que les blessés évacués du front étaient disséminés pêle-mêle dans tous les hôpitaux, je puis dégager quelques directions primordiales.

Le blessé doit être éloigné du front et de ses bruits dans le plus bref délai possible. Il y a toutefois un véritable danger à lui imposer les fatigues d'un long voyage et à retarder de plusieurs jours le nettoiement opératoire de sa blessure ; car ce sont là deux conditions éminemment favorisantes de l'inertie physiologique et des complications infectieuses graves dont la menace va croissant parallèlement aux progrès de la dissociation des colonies cellulaires. Il est donc nécessaire d'établir, à quelques dizaines de kilomètres du front, des hôpitaux où les blessés puissent être installés dans un minimum de temps et séjourner pendant toute la phase dangereuse ou croissante de leur état d'inertie sous la double surveillance d'un technicien-opérateur et d'un médecin-biologiste.

L'œuvre du médecin n'est pas moins nécessaire que celle du chirurgien.

Qu'est-ce, au fond, que cette inertie croissante créée par la blessure de guerre? un état qui résulte d'une *action d'arrêt* et qui se caractérise essentiellement par l'indifférence de nos éléments cellulaires vis-à-vis de leurs excitants habituels : la pensée est engourdie, le mouvement est automatique, l'appétit est nul ou dévié, toutes les fonctions sont en désarroi.

Le médecin doit intervenir sans tarder pour ressaisir et regrouper tous les fragments de cet organisme brisé. Les indications foisonnent et sollicitent à tout instant l'intervention du praticien : les boissons chaudes ou alcooliques données très fréquemment, à intervalles réguliers, quelques lavements chauds opportunément administrés, des frictions stimulantes, l'hydrothérapie tiède ou chaude sous ses multiples formes, la reprise progressive d'une alimentation choisie et dosée, enfin la mise en œuvre de tous les moyens propres à soutenir le moral du blessé, tels sont les agents propres à amener rapidement cette détente générale de tous les systèmes organiques, qui va permettre à nouveau la régularité des circulus moléculaires.

Cette *thérapeutique du front*, organisée et appliquée avec méthode, peut sauver d'innombrables existences.

2° La phase d'inertie croissante est terminée. La plaie est débarrassée de toute souillure, et la suppuration s'installe à *ciel ouvert*. Le blessé commence à se ressaisir : quelques signes apparaissent, soit d'ordre psychique, soit de nature organique qui traduisent l'appétence des éléments anatomiques pour leurs milieux physiologiques. A ce moment tout danger grave est définitivement écarté. Le blessé doit être évacué sur un hôpital de l'intérieur.

C'est la *phase thérapeutique* qui commence.

Un double souci doit guider le médecin biologiste : assurer le ressaisissement progressif des différents appareils organiques et conduire parallèlement le travail de cicatrisation de la blessure.

Abordons l'étude des faits.

On oublie généralement que la cicatrisation d'une plaie est un *processus physiologique qui évolue de dedans en dehors* : tant vaut l'organisme individuel, tant vaut le travail de cicatrisation. Chercher dans un agent externe, liquides antiseptiques, pommades, etc..., le secret d'une cicatrisation régulière et rapide, c'est faire preuve d'une ignorance foncière en matière de biologie humaine. En fait, une idée fixe inspire toutes les recherches des chirurgiens: la destruction des germes qui sont les agents de la suppuration. Cette idée théorique n'est point sanctionnée par l'expérience. Du reste les insuccès obtenus dans cette voie sont notoires.

Au début de notre pratique ambulancière, nous avons sans parti pris employé successivement la plupart des liquides en faveur dans les services de chirurgie. Très rapidement nous avons dû les abandonner tous comme inutiles ou nocifs. Ils sont indifférents et inutiles, quand il s'agit d'une plaie dont le travail de cicatrisation est irrégulier, rudimentaire, ils sont franchement nocifs quand le travail de cicatrisation est actif et d'allure régulière.

Dans le premier cas, les tissus sont encore dans cet état d'indifférence physiologique que crée l'inertie : le liquide et les substances chimiques qu'il tient en dissolution ne sauraient toucher des éléments cellulaires en quelque sorte insensibilisés.

Dans le second cas, les tissus sont doués de leur excitabilité spécifique et perçoivent le moindre contact nocif : les substances chimiques, l'eau même entraînent des réactions vaso-dilatatrices immédiates qui peuvent aller jusqu'à la tuméfaction œdémateuse et même phlegmoneuse.

On peut distinguer deux sortes de plaies :

La plaie simple

La plaie compliquée.

Plaie simple. — De coloration rouge franc, bourgeonnant à fleur de peau, sans boursouflure appréciable de la région voisine qui reste souple, indolore, d'aspect normal, la plaie simple suppure à peine et chaque jour de moins en moins au fur et à mesure que le liséré bleuâtre épidermique s'élargit au pourtour et rétrécit la zone centrale de tissu dénudé. Le traitement doit consister simplement dans un pansement protecteur avec un léger tampon de gaze aseptique, appliqué chaque jour sur une surface soigneusement débarrassée de la moindre trace de pus. Il faut se garder de tout lavage et de toute application antiseptiques.

La régularité et la rapidité de la cicatrisation seront assurées si l'enlèvement du pus est fait complètement chaque jour et si le blessé a soin de mener une vie active, de faire fonctionner tous ses muscles, même ceux de la région où siège la blessure. Il importe que le pansement soit aussi léger que possible, contrairement à la pratique courante, de crainte qu'il n'immobilise la région blessée ou tout au moins n'en gêne les mouvements.

Plaie compliquée. — C'est une surface suppurante entourée d'une collerette plus ou moins étendue de tissu induré, souvent d'aspect granuleux et de coloration foncée. Cette surface, généralement excavée, présente un fond irrégulièrement anfractueux, de coloration pâle, noirâtre ou bigarrée, des bords épaissis, déchiquetés et parsemés de croûtes mates ou luisantes, adhérentes ou semi-détachées ; souvent des zones de tissu bourgeonnant alternent avec des zones recouvertes d'une couche de pus adhérent.

S'il s'agit d'une plaie à large ouverture, rien de plus facile que le pansement : à l'aide d'un tampon de gaze, le pus est soigneusement enlevé ; il faut respecter le pus adhérent ; par contre, toutes les croûtes qui se détachent doivent être enlevées à l'aide d'une pince fine à mors plats ; généralement sous ces croûtes se cachent des nids de pus.

S'il s'agit d'une plaie fistuleuse à ouverture étroite, le travail est plus complexe : il faut opérer un véritable tamponnement du trajet fistuleux, c'est-à-dire introduire délicatement avec la sonde des mèches de gaze successives jusqu'au fond de la cavité, examiner attentivement chaque mèche retirée ; tant que la mèche est souillée de pus, continuer le tamponnement ; dès que la mèche est rougeâtre, cesser le tamponnement. Inutile d'insister sur la délicatesse et la douceur que le médecin doit mettre dans l'exécution de ce travail. Finalement il laissera une mèche à demeure dans un trajet large et souple, ou un drain dans un trajet étroit et serré. Et chaque jour, cette besogne méticuleuse sera renouvelée. A ce prix, toute complication par pyostase sera sûrement évitée et, s'il ne reste au fond de la plaie ni esquille, ni éclat métallique, ni aucun corps étranger, la fistule se comblera dans un temps très court.

Dès que la fistule diminue de profondeur, c'est-à-dire évolue vers la guérison, son orifice d'entrée tend à s'élargir ; à ce moment le drain aussi bien que la mèche de gaze doivent être supprimés. Inversement une fistule dont l'orifice tend à se fermer est une plaie qui recèle un corps étranger ou une collection de pus en formation. Rien n'est dangereux autant qu'une plaie fistuleuse qui se ferme prématurément sans laisser au médecin le temps de l'observer et de la soigner.

Parfois, il s'agit de trajets profonds présentant de multiples bifurcations. L'exploration et le tamponnement deviennent alors d'une réelle difficulté. Néanmoins, avec le temps, le doigté et une sonde suffisamment longue et fine, l'enlèvement du pus reste encore possible, du moins dans une mesure suffisante pour prévenir toute complication par pyostase.

Dans des cas pareils, l'injection d'huile stérilisée semble donner de bons résultats. Les corps gras sont doués de propriétés excito-motrices particulièrement actives. Et il arrive que l'huile s'écoule peu à peu, chargée de gouttelettes de pus et opère ainsi un véritable nettoiement du trajet fistuleux profond.

Quoi qu'il en soit, dès que la plaie est nettoyée, il importe de songer à la région qui l'entoure, à la tuméfaction constante, d'une dureté et d'une étendue variables, de cette région, à laquelle il s'agit de donner une ambiance spéciale, ayant pour but de favoriser le courant lymphatico-sanguin et de permettre ainsi le ressaisissement de tous les circulus moléculaires. Pour obtenir ce résultat, il n'est qu'un moyen, c'est le *pansement humide occlusif*, renouvelé toutes les vingt-quatre heures, s'il n'y a aucun danger de pyostase, deux ou trois fois par jour, s'il y a pyostase et réaction inflammatoire, c'est-à-dire tuméfaction, rougeur et douleur autour de la plaie.

Ce pansement comprend une première couche de gaze posée sur la plaie, une seconde couche de coton hydrophile recouvrant cette couche de gaze, gaze et coton préalablement trempés dans de l'eau bouillie chaude et fortement exprimés ; puis une feuille de taffetas imperméable est appliquée sur le coton qu'elle doit déborder de 5 ou 6 centimètres sur tous

6

les côtés ; enfin une dernière couche de coton ordinaire enveloppe et termine le pansement qui est immobilisé par plusieurs tours de bande. Il est nécessaire que le taffetas présente des qualités de souplesse particulières afin qu'il adhère à la peau d'une façon absolue et fasse l'occlusion parfaite de la plaie. Sans cette précaution, il y a évaporation, la gaze et le coton se dessèchent, se durcissent et forment une sorte de carapace rigide qui protège mal la plaie et parfois même amène des frottements irritants et douloureux.

Ce pansement doit être *occlusif*, c'est-à-dire maintenir constamment une atmosphère humide et chaude à la faveur de laquelle les tissus enveloppés subissent un relâchement, une détente dans tous leurs éléments constitutifs et se dégonflent par une reprise des circulations lymphatiques et sanguines. Le *contact prolongé et constant de la chaleur humide*, telle est la caractéristique du pansement que nous préconisons et qui diffère sensiblement du pansement humide couramment employé dans tous les hôpitaux.

Le dégonflement des tissus est parfois si marqué

que la peau est décolorée, prend un aspect chagriné, et que toute la région apparaît comme *macérée*. Cette action *macérative* est superflue dans la généralité des cas ; il suffit d'obtenir la disparition de la tuméfaction et de la douleur, et pour cela de faire une ou deux applications du pansement humide occlusif ; puis le pansement sec retrouve ses indications. Dans quelques cas de tuméfaction diffuse, discrète, persistante, l'action macérative devient nécessaire et doit être poursuivie pendant des jours, des semaines même, si l'on veut obtenir une marche régulière du travail de cicatrisation.

Il peut arriver que, tout corps étranger enlevé, toute pyostase soigneusement empêchée, la plaie, de surface ou de profondeur continue à suppurer sans manifester de tendance à la guérison.

Les plaies de surface sont, plus souvent que les plaies profondes, réfractaires à la guérison ou d'une lenteur extrême de cicatrisation.

C'est l'observation de ces surfaces suppurantes qui m'a semblé particulièrement instructive : elle m'a montré à l'évidence que tous les liquides, toutes les poudres, toutes les pommades sont sans effet, sans action décisive, disons mieux, exercent une action souvent franchement nocive. Une seule pratique donne des résultats positifs, c'est l'enlèvement minutieux, méthodique et quotidien du pus qui macule la plaie. Panser une plaie, dirions-nous volontiers, est un art tout d'exécution.

Une plaie n'est propre biologiquement que si elle ne contient aucun corps étranger ; or le pus est devenu un corps étranger dès qu'il a été extravasé.

Sur une large plaie de surface, d'une observation aisée, nous avons à plusieurs reprises tenté de laisser une goutte de pus au milieu d'un champ parfaitement nettoyé ; le lendemain nous trouvions une excavation de 3 ou 4 m/m de profondeur, taillée à l'emporte-pièce, répondant exactement au volume de notre goutte de pus.

C'était un mouvement de retrait des tissus qui frappait d'autant plus l'observateur qu'il était de sens contraire au travail général de la surface ulcérée, qui évolue plutôt vers le bourgeonnement, c'est-à-dire vers un semis de petites formations bossuées, plus ou moins nettes, plus ou moins volumineuses.

Nous saisissions ici les deux tendances manifestées

par les tissus en voie de cicatrisation : rétraction et gonflement.

La rétraction, c'est le prodrome de la fonte cellulaire, c'est la plaie qui se creuse, c'est la marche envahissante du processus ulcératif ; le gonflement, c'est l'effort d'organisation cellulaire qui tend à avorter dans la distension, c'est la marche irrégulière du processus *néo-formatif.*

Un seul pansement négligé et vous vous trouvez du jour au lendemain en face d'une plaie transformée en trou dont la profondeur vous frappe d'étonnement.

Inversement, vous pouvez observer tout à coup une nappe de bourgeons framboisés volumineux qui remplace une surface lisse la veille.

La plaie qui guérit ne présente point ces sautes de forme : sa surface reste unie, finement granuleuse, traduisant un travail d'organisation cellulaire qui évolue à égale distance de la rétraction et de la distension.

La cautérisation au nitrate d'argent des bourgeons exubérants exerce une action heureuse en *stimulant* une énergie organisatrice défaillante.

Mais n'oublions pas le blessé, l'organisme du blessé. Le fonctionnement général de cet organisme se reflète admirablement dans les aspects présentés par la plaie.

La plaie qui évolue régulièrement vers la guérison, sans autre intervention que le nettoiement et le pansement protecteur, indique un organisme en pleine possession de lui-même ; et l'unique souci du thérapeute doit être d'écarter les obstacles à même d'entraver cette heureuse liberté fonctionnelle.

Le principal obstacle est l'*immobilisation* et le thérapeute doit imposer le mouvement quotidien sous forme de marche ou de travail manuel.

Un second obstacle d'importance moindre, quoique grande encore, ce sont les vices d'alimentation : boissons en excès, alcool, tisanes, lait.

Le milieu hospitalier avec sa diététique toujours trop liquide et son désœuvrement finissent par avoir raison des organismes les mieux orientés, et trop souvent quand la plaie est cicatrisée, c'est un malaise, crampes d'estomac, diarrhée, douleurs rhumatoïdes, palpitations, etc., qui vient entraver le relèvement définitif et peu à peu transformer en malade ou en valétudinaire, un individu vigoureux et résistant tant qu'il est resté dans l'activité et le plein air du front. Généralement la responsabilité de cette faillite physiologique incombe au chirurgien qui, en face d'une plaie évoluant sans accident, s'est désintéressé du sujet et a laissé commettre les pires fautes d'hygiène.

Je me souviens d'un tout jeune homme, bâti en athlète qui avait été touché à la nuque par un éclat d'obus. La plaie avait guéri en quelques jours, mais il restait une douleur contre laquelle notre gaillard était sans défense. Le médecin ordonnait des cachets ; et la dose quotidienne d'aspirine ou de pyramidon allait en augmentant en même temps que les forces musculaires diminuaient et que les digestions devenaient pénibles. Huit jours de marche régulière et progressive en pleine campagne eurent raison et de la douleur de la nuque et des troubles engendrés par la drogue.

La plaie évolue irrégulièrement, c'est une *plaie compliquée*. Il est bien entendu que cette évolution irrégulière ne tient pas à la présence d'un corps étranger, éclat métallique, esquille, pus stagnant. Il est bien entendu également que le pansement humide occlusif donne à la région blessée un maximum de liberté physiologique.

Alors deux cas peuvent être distingués, au point de vue pratique :

plaie compliquée chez un jeune homme,

plaie compliquée chez un adulte.

Le blessé est un jeune homme que la guerre a surpris en cours d'évolution formative ; la vie des camps a été une dure épreuve, a suscité une hyperexcitabilité neuro-musculaire en quelque sorte paroxystique et, par la blessure, muée brusquement en une inertie de même localisation prédominante et de même intensité.

Des signes abdominaux, sur lesquels je ne puis insister ici, une maigreur évidente, des traits tirés, un peu de stupeur, un appétit absent ou fantasque, peu d'attrait pour le mouvement, tels sont les signes révélateurs d'un état d'inertie fait surtout d'*anesthésie* ou de *paresthésie*, parce que le choc a retenti principalement sur l'appareil en formation, le système neuro-musculaire.

Le rôle du thérapeute est de ressaisir ce système nerveux par des moyens moraux. Il s'agit d'un enfant, à qui il manque le sourire et les caresses d'une mère. Les paroles affectueuses et douces qui encouragent, l'attention bienveillante qui soutient ont une influence décisive sur les jeunes organismes. Quelques causeries dans l'intimité du cabinet ne manquent jamais d'amener la détente nerveuse par l'épanchement des sentiments qui hantent ces âmes inquiètes. La fixité d'une image mentale, en immobilisant le cerveau, immobilise tous les circulus et du même coup entrave la cicatrisation d'une plaie. Dès que la mobilisation de cette image a été obtenue, le libre circulus renaît dans toute la sphère cérébrale et instantanément, pour ainsi dire, dans tous les appareils de l'économie. Parallèlement, chez notre adolescent, la cicatrisation de la plaie se régularise, s'accélère ; et cette plaie traînante depuis des mois se ferme en quelques jours.

Au lieu d'un adolescent inerte et silencieux, nous pouvons nous trouver en face d'un être agité et loquace. Blessé à la cheville, il est condamné au repos, mais ne peut s'y résoudre. Chaque escapade amène cependant une tuméfaction douloureuse de l'articulation tibio-tarsienne ; ce qui semble justifier pleinement la prescription du repos.

Notre tactique est des plus simples: permettre le mouvement pendant un temps limité, fixé d'après la tolérance de la jointure, et faire suivre chaque séance de marche d'un temps égal de repos sur le lit ; créer, en un mot, une sorte d'agitation rythmée pour remplacer l'agitation désordonnée. L'ordre engendre l'ordre : le système musculaire maîtrisé retrouve bien vite son fonctionnement régulier en même temps que la plaie évolue rapidement vers la guérison.

Un troisième cas d'inertie par choc de guerre mérite d'être rapporté. Un tout jeune homme, non encore mobilisé, est obligé de fuir devant l'invasion ennemie, dans le Nord de la France. Il marche plusieurs nuits sans autre nourriture que les légumes crus cueillis dans les champs. Harcelé par la fusillade, il voit tomber à ses côtés plusieurs de ses camarades. Enfin, il arrive en lieu sûr, plus mort que vif. Au bout de quelques jours, il est pris par la mobilisation. Tous ses efforts pour tenir dans la nouvelle vie restent vains : à l'absence de force, d'entrain et d'appétit se surajoutent bientôt des selles diarrhéiques incessantes, souvent glairo-sanguinolentes. Depuis un an, sa vie se passe dans les hôpitaux et les traitements se succèdent sans amener aucune amélioration.

L'exploration externe du tube digestif nous révèle les signes caractéristiques suivants : un ventre excavé, mat ou submat dans ses diverses régions, des segments (estomac et côlon) en état de rétraction spasmodique.

L'aliment, quel qu'il soit, introduit dans l'estomac, suscite une réaction douloureuse locale en même temps qu'une pluie sécrétoire intestinale, puis tout l'appareil se referme et se tétanise en quelque sorte dans l'inertie fonctionnelle.

A l'origine de cet état, se trouve un surmenage brutal de la fibre musculaire. Comme conséquence immédiate apparaît l'hyperexcitabilité générale qui maintient l'équilibre de l'organisme pendant quelques semaines. Puis l'inertie s'installe progressivement et est entretenue jusqu'à ce jour par des erreurs d'hygiène sans nombre et en particulier par des traitements chimico-diététiques à rebours.

Le traitement d'une efficacité sûre, c'est le repos *absolu au lit pendant plusieurs semaines,* qui va permettre au système musculaire de récupérer son unité et sa régularité de fonctionnement. Ce repos au lit sera associé avec une alimentation fractionnée, c'est-à-dire faite de petits repas répétés de deux en deux heures, sans autre règle pour le choix des aliments que l'appétence ou mieux la fantaisie du malade. Une guérison complète est assurée et va rendre à l'armée une unité de réelle valeur.

Abordons enfin l'étude de la *plaie compliquée chez un adulte.*

Nous avons dit que la plaie compliquée est celle qui est entourée d'une zone plus ou moins large et profonde de tissus engorgés.

Cet engorgement forme à la plaie une collerette dont la consistance peut varier d'un jour à l'autre : molle quand le travail de cicatrisation tend à se faire régulièrement, dure si ce travail se ralentit et devient irrégulier, elle devient franchement ligneuse quand le travail s'arrête.

La formation de cette collerette et ses variations de consistance sont conditionnées par l'état de la circulation lymphatico-sanguine de la région où siège la plaie, et cette circulation dépend elle-même d'une double influence, d'une part du circulus moléculaire ralenti de l'organisme, d'autre part de la présence d'un obstacle (fragment osseux, éclat métallique, amas de pus, etc.), à la libre extravasation des globules blancs.

Pratiquement trois cas peuvent se présenter :

1° C'est une plaie du genou par éclat d'obus. L'articulation est indemne. Quand le blessé nous arrive, nous trouvons de chaque côté du genou deux larges plaies communiquant par un trajet fistuleux qui passe au-dessus de la rotule ; ces plaies sont anfractueuses, bourgeonnantes, couvertes d'un séro-pus grisâtre et mal odorant. Toute la région du genou est rouge, tendue, douloureuse, fortement tuméfiée. Le malade raconte qu'il a été l'objet de plusieurs interventions chirurgicales pour donner issue à des collections purulentes.

De plus, nous sommes frappé par l'état de maigreur du sujet. L'appétit est fantasque ; les selles sont irrégulières, ce sont des alternatives de constipation et de diarrhée. Enfin des vomissements alimentaires surviennent tous les huit ou dix jours et laissent notre homme dans un état de prostration pendant 48 heures.

Nous nous mettons en devoir de faire chaque jour un nettoiement soigneux des plaies et du trajet qui les relie, en même temps que l'application d'un pansement humide occlusif. La disparition de l'odeur et de la tuméfaction est l'affaire de quelques jours. Les plaies deviennent roses, régulières et sont maculées par un pus franchement jaune. Toutefois le travail de cicatrisation reste insignifiant et deux jours de pansement sec suffisent à ramener un peu de douleur et de tuméfaction rougeâtre du genou.

Le blessé est toujours dans le même état d'inertie gastro-intestinale.

Nous prenons le parti de relever ce tube digestif par le régime exclusivement *solide :* le matin des œufs, à midi de la viande, le soir du jambon ; suppression des aliments semi-liquides tels que potages, soupes, purées, sauces ; petites doses de vin rouge vieux à midi et le soir.

Dès ce jour, les vomissements disparaissent, les selles se régularisent, la maigreur diminue et les forces progressent. Parallèlement le travail de cicatrisation s'affirme et se poursuit avec une régularité surprenante. Au bout de quelques semaines, c'est la guérison des plaies et la possibilité de mouvoir le genou, malgré une immobilisation de plusieurs mois. L'état digestif était chez cet homme la pierre d'achoppement qui annihilait tous nos efforts et empêchait le ressaisissement des tissus lacérés.

2° C'est une fracture comminutive d'un os long par balle. Un processus d'ostéite s'est installé à demeure et évolue chroniquement, donnant naissance à des séquestres qui séjournent dans la profondeur des tissus. La présence de ces corps étrangers s'oppose à la cicatrisation des trajets fistuleux, quelque soigneux et complet que soit l'enlèvement du pus, et entretient une large zone de tissus tuméfiés, plus ou moins indurés suivant que l'élimination des séquestres est plus ou moins difficile et que, d'autre part, l'organisme réagit par une circulation plus ou moins active.

Le devoir du médecin biologiste est de favoriser cette circulation par tous les moyens en son pouvoir, en particulier par le mouvement des membres sains et même du membre blessé dès que la consolidation osseuse le permet. Il doit se préoccuper d'entretenir l'activité régulière de tous les appareils, spécialement du tube digestif. Il doit enfin prévenir la pyostase toujours menaçante quand il s'agit de trajets fistuleux profonds et irréguliers, d'un nettoiement difficile, forcément imparfait.

Malgré une surveillance attentive et éclairée, on assiste à des poussées de tuméfaction : la région devient dure, douloureuse et rouge. Quelques jours de repos, un nettoiement plus attentif des moindres anfractuosités et un pansement humide occlusif appliqué deux fois par 24 heures, tels sont les moyens d'arrêter à coup sûr ces retours offensifs de la stase lymphatico-sanguine.

Ainsi comprise et conduite, cette blessure guérira dès que le processus ostéitique générateur de séquestres, sera éteint.

Si ce processus est dépendant du retour à l'équilibre de toutes les fonctions de l'économie, il faut bien savoir qu'il est conditionné plus immédiatement par l'immobilisation du membre blessé.

Le chirurgien doit procéder à l'enlèvement des séquestres, dès qu'ils sont abordables. Mais l'acte proprement thérapeutique, c'est le médecin qui doit l'accomplir *en mobilisant de mille façons le membre blessé.* La reprise des mouvements, reprise patiente, tenace, continue, aura peu à peu raison des phénomènes stasiques qui entretiennent et perpétuent le processus ostéitique.

L'immobilité, voilà l'ennemi du blessé. Attendre la guérison d'une plaie pour permettre le mouvement, c'est raisonner là où il faut observer, c'est éterniser la blessure et préparer des infirmités graves et définitives.

Quels mouvements permettre aux blessés des membres? Nous nous sommes imposé une seule règle : conseiller toujours les mouvements naturels avec un but à atteindre, la marche pour les membres inférieurs, les travaux manuels pour les membres supérieurs.

Les contractions musculaires sont d'autant plus faciles et partant bienfaisantes qu'elles répondent à des images mentales anciennement et fortement organisées. Le même mouvement, s'il répond à une image mentale, s'exécute de cent façons diverses ; et le blessé, après quelques jours de prudents essais, arrive à vaincre des difficultés qui paraissaient insurmontables.

Le mouvement est un acte essentiellement psycho-musculaire. La part du système nerveux est égale pour le moins à celle du muscle. Le circulus qui parcourt nos muscles prend sa source dans le cerveau. L'idée du mouvement, c'est déjà le mouvement.

La mécanothérapie, qui mobilise le muscle seul et dans un sens univoque, est une pratique que nous condamnons comme antiphysiologique.

3° C'est une plaie qui résiste à l'enlèvement quotidien et minutieux de toute souillure et à la mise en œuvre régulière des moyens propres à empêcher la pyostase et ses conséquences.

Elle est de couleur sombre, de forme anfractueuse, non bourgeonnante, couverte d'un enduit pyo-sanguinolent ; ses bords sont déchiquetés, partiellement décollés ; toute la région avoisinante est vaguement tuméfiée, mollasse au palper, et de teinte cyanotique. Peu de douleur. Jamais de véritables poussées inflammatoires.

Ni les excitations de la teinture d'iode, ni le massage de la région, ni les mouvements des membres, ni le temps même, rien ne réussit à éveiller un travail de réparation. C'est la plaie *rebelle*, c'est l'échec absolu de tous les essais thérapeutiques.

L'examen classique de tous les appareils ne révèle chez notre blessé aucun signe de lésion organique. Cet homme n'est donc pas un malade à proprement parler.

Mais si la médecine est incapable de nous livrer le secret de semblables organismes, la biologie telle que nous la comprenons et la préconisons depuis vingt ans (1) projette sur ces cas une lumière complète : ce sont des *inadaptés du temps de paix*.

Ces inadaptés sont de deux sortes : les uns,

(1) Voir notre *Traité clinique de la Digestion*, 2 vol. Edit. Octave Doin, Paris.

pourvus d'une prédominance morphologique et doués, par conséquent, d'attirances pour l'ambiance cosmique, sont et vivent inadaptés par défectuosités du milieu où ils sont contraints de séjourner ; les autres, sans prédominance morphologique et partant sans attirances spéciales pour les éléments ambiants, sont et vivent inadaptés par insuffisance de leur force élastique propre.

Parmi les premiers, un grand nombre peuvent réagir à la vie des camps par une hyperexcitabilité compensatrice, et les exemples ne sont point rares d'individus dont l'état valétudinaire a pris fin à la mobilisation et qui fournissent une carrière militaire d'une belle tenue, en opposition étrange avec leur vie civile, remplie de défaillances et de misères.

Les seconds restent réfractaires à tous les changements de milieu, et le milieu de guerre, en particulier, n'a d'autre effet que de leur faire franchir un pas de plus dans la voie de l'inadaptation.

Ce sont des non-valeurs au point de vue militaire. Le devoir du biologiste est de rendre ces hommes au milieu familial, le seul qui réalise quelques-unes des conditions propres à faire naître des moments d'équilibre, à faciliter leur relèvement et leur guérison et à dégager la faible valeur sociale qu'ils représentent.

TABLE DES MATIÈRES

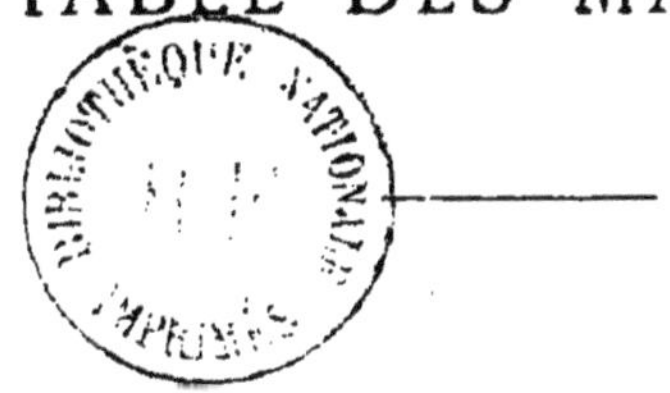

LYON. — IMP. EMMANUEL VITTE, RUE DE LA QUARANTAINE, 18.

www.ingramcontent.com/pod-product-compliance
Ingram Content Group UK Ltd.
Pitfield, Milton Keynes, MK11 3LW, UK
UKHW020328180726
13839UKWH00002B/583

9 782329 12265